中医老年医学

精要

主编 / 陈 川

U0363576

上海科学技术出版社

图书在版编目（ＣＩＰ）数据

中医老年医学精要 / 陈川主编. -- 上海 ：上海科
学技术出版社，2022.10
ISBN 978-7-5478-5891-2

Ⅰ．①中… Ⅱ．①陈… Ⅲ．①中医学－老年病学
Ⅳ．①R259.92

中国版本图书馆CIP数据核字(2022)第175556号

中医老年医学精要

主编　陈　川

上海世纪出版(集团)有限公司
上海 科 学 技 术 出 版 社 　出版、发行
(上海市闵行区号景路 159 弄 A 座 9F－10F)
邮政编码 201101　　www.sstp.cn
常熟高专印刷有限公司印刷
开本 787×1092　1/16　印张 9.75
字数 110 千字
2022 年 10 月第 1 版　2022 年 10 月第 1 次印刷
ISBN 978－7－5478－5891－2/R・2620
定价：60.00 元

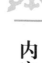

内容提要

　　本书对中医老年医学知识体系进行了精练扼要的介绍。上篇"中医老年医学基础",概述中医老年医学的基本范畴、学科属性、核心概念及发展简史,介绍中医对寿命和衰老的认识、老年病临床特点与中医辨治要点,阐释老年五脏虚证基本证候特点。下篇"常见老年病证临床诊治",详细介绍十二种常见老年病证的病因病机、中医辨证、治疗方法,以及历代医家相关论述与验案,其中融入了编著者临床诊治常见老年病证,以及应用中药方剂、单方验方、针灸及外治方法等方面的体会。全书围绕中医对衰老和老年病的认识,力求针对老年人特点、体现中医药特色,并结合临床需求与最新进展,专业性和实用性较强,对应用中医药延缓衰老、防治常见老年病证具有指导作用。

　　本书可供临床医师和医学院校师生在中医医疗、教学、科研中参考使用,也可供热爱中医的老年健康服务人员和老年朋友学习参考。

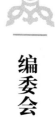

编委会

主　编　陈　川

副主编　申定珠　郁志华

编　委（按姓氏拼音顺序排列）

陈　川　陈晓宏　顾　耘　李　欣　李海燕

刘　毅　楼丹飞　潘露茜　申定珠　施　丹

史　晓　孙　粼　吴蓓玲　武前福　徐　辉

郁志华　赵红彬　赵彦超

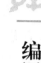

编写说明

数千年前，《黄帝内经》以"形与神俱，而尽终其天年，度百岁乃去"等精辟论述开启了中医认识长寿、衰老与老年病的大门，历代医家受其启蒙与鼓舞，不断孜孜以求、传承发展，终成当今的中医老年医学知识体系。

上海中医药大学自20世纪70年代末起开展中医延缓衰老与防治老年病工作，先后成立了上海市中医老年医学研究所、附属医院老年病科，在中医认识衰老与老年病的理论机制、诊治方法等方面取得了一系列成果，中医药延缓衰老，以及防治阿尔茨海默病、老年衰弱综合征、骨质疏松症、动脉粥样硬化、慢性阻塞性肺病等增龄相关退行性疾病形成了特色和优势。为更好地继承发扬中医老年医学知识体系，我们组织了上海中医药大学长期从事中医延缓衰老与防治老年病临床医疗、教学、科研工作的专业人员，系统梳理历代中医对衰老与老年病的认识，汇总中医老年医学领域的学术进展及编著者在中医老年医学实践中的经验积累，以反映学科特点、突出中医特色为主线，编写了本书。

本书上篇主要介绍中医老年医学的基本概念、发展历史，以及衰老的主要表现与机制、老年病临床诊治基本方法等基础理论知识。

"中医老年医学导论"部分，阐释了中医老年医学由中医衰老学与中医老年病学两个分支专业构成，以及核心概念为衰老、衰弱、共病等观点，梳理了中医老年医学初创于先秦、形成于唐宋、复兴发展于当代的主要脉络。

"寿命与衰老"部分，介绍自然寿命与期望寿命、生理性衰老与病理性衰老的概念，归纳历代中医文献对寿命、衰老外在形征的认识，论述中医关于衰老机制的"脏腑虚损说""精气神虚衰说"等观点。

"老年病临床特点与中医辨治要点"部分，概要论述老年病临床特点及其脏腑渐衰、以虚为本、气血虚损、阴阳失衡、因虚致实、虚实夹杂、正虚邪实、易生传变等中医病机特点，介绍老年病中医临床治疗的基本原则与主要方法。

"老年五脏虚证辨证概要"部分，以历代中医文献的五脏虚证论述和近年的五脏虚证辨证参考标准文献为基础，结合编著者长期开展中医防治老年病临床实践经验，系统阐释老年人五脏虚证本脏虚证及部分兼夹虚证的辨证方法。

本书下篇主要介绍"老年胸痹"等十二种常见老年病证的病因病机、中医辨证、治疗方法等临床应用知识。

在各老年病证的引言部分，介绍该老年病证的基本特征、历史沿革及其常见的西医学相关病种；"病因病机"分析该老年病证发生的原因与机制；"中医辨证"介绍该老年病证临床主要证型及兼证的表现；"治疗方法"针对老年病证多病共存、虚实夹杂等特点，介绍常用中药方剂，以及根据编著者临床经验与文献报道汇总的单方验方及中成药、针灸及外治方法；"历代医论"和"名家验案"介绍古今医家对该病证的相关论述及临证显效医案。

"促进健康老龄化"是中共中央、国务院《"健康中国 2030"规划纲要》确立的健康中国建设战略任务和重要内容，乃国之大者。"老吾老以及人之老"。我们每个人都终将老去，随着生活水平改善、科学技术发展、健康意识增强，人类的期望寿命在不断延长，活过 90 岁、100 岁已不再是奢望，但更需在 90 岁、100 岁的时候能保持相当的活力，还可以出门散步甚至旅游,能够有质量地生活,如《黄帝内经》所言:"春秋皆度百岁,而动作不衰。"相信中医老年医学的传承发展必将为老年人的"益寿而有极时"作出贡献!

陈 川

2022 年 8 月

目

录

中医老年医学基础

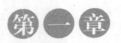

第一章
中医老年医学导论

人口老龄化是当今世界发展趋势。随着人类寿命延长,全球人口年龄分布正从青年转向老年。老龄社会是人类社会发展到一定历史阶段的必然产物,是人类文明进步和人类开始迈向长寿时代的重要标志,也是人类需要积极顺应的社会发展规律。

老年人的年龄划分标准,联合国较早时候规定老年人为 65 岁及以上,此标准在欧美发达国家被广泛应用至今。1982 年维也纳第一次老龄问题世界大会和 2002 年马德里第二次老龄问题世界大会均定义 60 岁为老年人,世界卫生组织建议亚太地区及发展中国家采用此标准。2013 年 7 月 1 日施行的《中华人民共和国老年人权益保障法》规定:老年人是指 60 周岁以上的公民。在我国,通常采用的标准是:60 岁及以上为老年人,80 岁及以上为高龄老人,90 岁及以上为长寿老人。

联合国《2019 年世界人口展望》指出:世界人口正在老龄化,65 岁以上的老年人是增长最快的年龄组;2019 年全球人口每 11 个人就有 1 个人是 65 岁以上的老年人(9%),预计到 2050 年将达到每 6 个人就有 1 个 65 岁以上的老年人(16%);全球人口预期寿命从 1990 年的 64.2 岁增加到 2019 年的 72.6 岁,预计到 2050 年将达到 77.1 岁。我国第七次全国人口普查公报显示:2020 年 11 月 1 日中国大陆 60 岁及以上人口 2.64 亿人,占总人口 18.7%;65 岁及以上人口 1.906 亿人,占总人口 13.5%;与 2010 年第六次全国人口普查相比,60 岁及以上人口的比重上升 5.44 个百分点,65 岁及以上人口的比重上升 4.63 个百分点。《2021 年我国卫生健康事业发展统计公报》显示:居民人均预期寿命由 2020 年的 77.93 岁提高到 2021 年的 78.2 岁。

《2021 年上海市老年人口和老龄事业监测统计信息》显示:上海市居民人口期望寿命从 1990 年的 75.46 岁提高到 2021 年的 84.11 岁,其中男性 81.76 岁、女性 86.56 岁;60 岁及以上老年人口 542.22 万人,占总人口 36.3%;

65 岁及以上老年人口 402.37 万人，占总人口 26.9%；80 岁及以上老年人口 83.88 万人，占总人口 5.6%；90 岁及以上老年人口 16.00 万人，其中男性 5.44 万人、女性 10.56 万人；100 岁及以上老年人口 3 509 人，其中男性 869 人、女性 2 640 人。

几千年来，中医药为中华民族繁衍昌盛作出了重大贡献，对人类如何实现健康长寿进行了长期探索和实践，积累了丰富经验，形成了知识体系较完整的中医老年医学，成为中国卫生事业为人类健康长寿服务的重要组成部分。

第一节　中医老年医学概述

一、中医老年医学的基本范畴

中医老年医学是一门以中医学理论为指导，以人类的衰老、老年性疾病为研究对象，以中医药技术为主要手段并融合多学科知识与方法，研究衰老原因、机制及延缓衰老方法和老年性疾病预防、治疗、康复的学科。

衰老是指人的生命状态从年轻人变为老年人、逐渐走向终止的过程，具有累积性、普遍性、内生性、渐进性、危害性等特点。衰老造成机体的形态和功能持续退化、健康风险不断增加，其进程不可避免但可以被延迟或减慢。老年性疾病是指在老年期发生或加重的疾病，可简称为"老年病"，具有持续进展、多病共存、起病隐匿、易发生并发症、易失能等特点。老年病发生发展与机体增龄性退化相关，其预防、治疗、康复应全面考虑老年人整体状况，采取整合型医疗服务模式、综合应用多种医疗技术，加强老年人健康风险评估与控制，积极促进老年人建立主动健康机制。

根据研究内容和对象的不同，中医老年医学学科分为中医衰老学、中医老年病学两个分支专业。中医衰老学主要研究中医对衰老原因、机制的认识以及中医延缓衰老的机制与方法，其研究对象的年龄范围应包括老年期和老年前期（45~59 岁），也有观点认为应从人体衰老退化的起始点即性成熟期（约 25 周岁）后开始。中医老年病学主要研究中医对老年病发病机制、证候表现的认识以及中医对老年病进行预防、治疗、康复的机制与方法,其研究对象以老年人为主,其中对老年病的预防应前移至老年前期,在临床上涉及除儿科以外的临床各科。中医衰老学、中医老年病学在研究内容和对象上既有差别又紧密联系,是中医老年医学不可分割的两部分。

二、中医老年医学的学科属性

中医老年医学以中医学理论为指导,以中医药技术为主要手段,以衰老和老年病研究为主要内容,以揭示人类生命的老化本质及延续规律、探讨老年人健康长寿与社会发展环境的交互影响为主要目的,因此既具有自然科学属性,又具有社会科学特性。

中医老年医学是中医学的分支学科,由中医衰老学、中医老年病学两个分支专业构成,其知识体系是以古代中医对衰老和老年病认识为基础,近几十年在与中医学、现代医学、生命科学等相关分支学科的多学科知识不断交融中发展形成。尽管我国目前学科分类在"中医学与中药学"一级学科的"中医学"二级学科下以"中医老年病学"为名称设置了三级学科,但由于其学科内涵覆盖衰老和老年病,因此以"中医老年医学"作为学科命名更加符合其学科属性。

中医老年医学与老年医学虽然学科分类不同,中医老年医学归属于中医学学科,老年医学归属于临床医学学科,并且在指导思想上有所不同,在研究路径上有所区分,但两者在研究范畴上基本一致,在研究目的上殊途同归,都是致力于发展延缓衰老和诊疗老年病的理论与技术,以促进老年人健康与长寿为最终目的。

中医老年医学也是老年学的分支之一。老年学是一门研究人类老化规律的独立学科,归属社会学一级学科。人类对老化规律的研究最早出现在医学领域,随着人类文明进步逐步扩展到社会学、心理学、教育学等领域,共同构成以老龄化及其相关问题为核心的老年学学科,包括老年生物学、老年医学、老年社会学、老年心理学等分支。在老年学学科领域,中医老年医学是以中医学理论为指导思想、中医学思维与方法为研究路径的医学分支,是老年学体现中华传统文化、中医药特色的重要组成。

三、中医老年医学的核心概念

(一)衰老

衰老（senility）是指人的整体或局部形态结构和功能发生进行性的退化改变、逐渐造成生命走向终止的持续过程。衰老是包括人在内的所有生物以及生物体内所有细胞、组织、器官普遍存在的现象。衰老对生命的存在具有重要影响，不仅其本身可以造成生命质量下降、呈现趋向终止的状态，并且容易引起一系列危害生命的医学事件，是影响老年人健康状况的重要基础。

衰老的发生与年龄增长、遗传、环境、生活方式、疾病等因素有关。尽管人类对衰老的认识已经有了很大进步，从曾经认为的衰老进程不可改变到目前认为的衰老进程可以被延迟或减慢，但是衰老发生机制及其引发的复杂效应仍未获得明确阐释，衰老的发现、控制、延缓及其相关医学问题尚未得到解决。对衰老及其相关问题的医学研究，是老年医学和中医老年医学学科知识体系建立、发展的核心，是老年医学和中医老年医学区别于其他学科、无法被其他学科替代的本质特征。

衰老具有累积性（cumulative）、普遍性（universal）、渐进性（progressive）、内生性（intrinsic）、危害性（deleterious）等五大特征（也称为"丘比特CUPID特征"）。

（1）累积性：衰老是长期积累的结果，并非短时间内形成，机体各种退化改变随增龄逐渐发生，是多因素共同作用的复杂过程的积聚。

（2）普遍性：衰老普遍存在于几乎所有生物，同种生物在大致相同时间范围内都会出现衰老现象，并且同一生物的诸多退化改变往往协同发生。

（3）渐进性：衰老的演变过程随增龄而持续进展，不可逆转，但老化速度可被延迟或减慢。

（4）内生性：衰老本身是一个单一进程，拥有自己独立的生理与分子机制，尽管衰老进程易受环境、疾病等外在因素影响，但并非依赖于外在因素。

（5）危害性：衰老导致机体功能下降，不利于生存，容易引起疾病发生。

人类对衰老的认识开始于医学诞生早期,古代东西方医学著作都有对衰老的论述。中医学理论奠基之作《黄帝内经》记载了古代中医对人的生命寿限("天年")、人的生命规律("生长壮老已")、衰老表现、益寿方法等认识,是中医认识、研究衰老的开端。《黄帝内经》后,历代中医对衰老与延缓衰老进行了大量探索实践,为中医老年医学在衰老领域的现代研究提供了宝贵经验。近三十多年来,中医老年医学结合现代科学技术对衰老深入开展研究,在衰老的证候表现、机制以及延缓衰老方法等方面取得一批重要成果,初步建立了较完整的中医衰老学知识体系。

(二)衰弱

衰弱(frailty)是指老年人生理储备进行性下降导致机体易损性增加、抗应激能力减退的多系统功能失调状态。衰弱在 65 岁以上老年人群具有较高的患病率,并随增龄而上升,国外有报道认为 65 岁以上人群衰弱患病率至少在 7%,衰弱前期患病率约为 40%。上海市中医老年医学研究所 2018 年至 2021 年对 2 425 例 65 岁以上老年人采用衰弱表型评估方法的调查研究表明:衰弱患病率为 7.8%,衰弱前期患病率为 36.5%。衰弱可造成老年人进一步发生多种负性健康事件,是影响老年人健康状况的关键。

衰弱的临床表现主要有:疲劳感,肌力尤其是下肢肌力减退,无明确原因的体重明显下降,行动、反应较迟缓,记忆力下降或轻度认知功能减退,严重者可出现行走困难、容易跌倒、生活不能自理等现象,以及记忆力、注意力、执行力等认知功能明显下降状况。由于衰弱发生在老年人增龄退化过程中,因此衰弱的临床表现容易与增龄老化以及其他老年慢性病的表现混淆。尽管衰弱与衰老密切相关,随衰老而发生、随增龄而加重,但不等同于衰老。衰弱是老年人由于各种健康缺陷(多种慢性疾病、某些急性事件、不良生活方式等)不断累积,促使生理储备进行性下降进而导致多系统功能失调持续发展的连续病变过程,与衰老是由年轻人变成老年人的持续退化过程有着本质不同。

衰弱造成老年人面对应激时的脆性上升,导致其对长期照护的需求以及发生失能、住院甚至死亡等负性健康事件的概率明显升高,进而带来医疗费用的上升、社会和家庭负担的加重。衰弱对评估老年人健康风险具有重要价值，是影响老年人长寿的重要危险因素，近年来已成为老年医学领域的研究热点。2015 年出版的《哈兹德老年医学》（第 6 版）认为："在老龄化社会中，老年人身体衰弱者的构成比例很高而且会不断增加。在老年医学的理论和实践中，关注衰弱已经成为共识……衰弱的老年人处于高危状态，老年医学就是寻求通过干预来预防或减少衰弱老年人患病和丧失独立性的方法。"

西医学对衰弱的认识起始于 20 世纪 90 年代。进入 21 世纪后，国外对老年人衰弱的发病机制、评估及干预方法开展了大量研究。在衰弱发病机制上，有学者提出了健康缺陷积累、稳态网络失调等假说，并认为性激素水平下降、慢性炎症、肌肉骨骼退化等因素可能参与了衰弱的病理进程，但由于衰弱发病因素复杂、发病过程涉及多个系统，其发病的分子机制至今尚未明确。在衰弱评估方法上，先后出现了美国学者 Linda P. Fried 的衰弱表型 FP（frailty phenotype，2001 年）、加拿大学者 Rolfson DB 的埃德蒙顿衰弱量表 EFS（Edmonton frail scale，2006 年）、加拿大学者 Kenneth Rockwood 的衰弱指数 FI（frailty index，2007）、荷兰学者 Gobbens RJ 的 Tilburg 衰弱指标 TFI（Tilburg frailty indicator，2010 年）、美国学者 Peters LL 的格罗宁根衰弱指标 GFI（Groningen frailty indicator，2012 年）等 10 多种衰弱评估方法，其中以衰弱表型 FP 和衰弱指数 FI 的应用报道较多。衰弱表型 FP 主要根据临床表现对衰弱进行评估，包括体重减轻、握力下降、步速减慢、低体能、疲劳感等 5 项临床表型。衰弱指数 FI 主要根据累积的健康缺陷对衰弱进行评估，包括日常生活能力、罹患疾病、躯体及认知功能、心理等方面 70 项健康缺陷指标。在衰弱干预方法上，目前尚无特异性的有效治疗药物，有学者认为阻抗运动、有氧耐力运动等锻炼方法以及补充能量或蛋白质、维生素 D 等手段可以对衰弱起到干预作用。

虽然在古代中医文献中并没有发现衰弱作为疾病或病证名称的记载，但衰弱的表现与历代中医论述的虚证、老年人五脏虚损证候相似，尤其与南北朝时期谢士泰《删繁方》、隋代巢元方《诸病源候论》等文献记载的"六极"病证的表现较一致。如《诸病源候论·虚劳候》所述："六极者，一曰气极，令人内虚，五脏不足，邪气多，正气少，不欲言。二曰血极，令人无颜色，眉毛堕落，忽忽喜忘。三曰筋极，令人数转筋，十指爪甲皆痛，苦倦不能久立。四曰骨极,令人酸削,齿苦痛,手足烦疼,不可以立,不欲行动。五曰肌极,令人羸瘦无润泽,饮食不生肌肤。六曰精极,令人少气嗡嗡然内虚,五脏气不足,发毛落,悲伤喜忘。"从古代中医文献的虚证、老年人五脏虚损、"六极"病证等记载,可以为衰弱中医诊治提供具有重要价值的线索。五脏虚损对老年人增龄衰老进程以及老年病发生发展有着重要影响。老年人五脏虚损、"六极"病证及其相关中医治疗方法与老年人衰弱之间的内在联系值得深入研究。

(三)共病

共病(comorbidity)是指同时患有两种或两种以上的慢性病,又称为多种慢性病共存或多病共存。老年人发生共病的比例达50%以上,并容易因某种疾病激发而导致多器官序贯或协同发生障碍与衰竭,是老年人健康状况的特点。

老年共病可导致机体各系统、器官之间维持稳态平衡的反应调节功能减弱,引起累积效应,并且多种慢性病之间可能存在相互联系、交叉影响,因此其病情复杂程度和诊治难度明显高于单一疾病。目前,对老年共病的临床诊治一般都是采用单一疾病的专科治疗方法简单叠加,不仅可能无法缓解、控制病情,反而可引起过度医疗、多重用药、药物不良反应等问题,对老年患者生存质量和健康风险产生严重影响,并造成医疗资源占用增加、医疗费用上升等问题。

对老年共病进行有效、精准的诊疗已成为老年医学研究当前力求突破的重点。由于老年共病的复杂性以及老年人机体老化、个体差异较突出等特点,老年共病临床诊治策略趋于转向个体化、连贯性的整合型医疗服务,目前国外已采取老年医学多学科团队(geriatric interdisciplinary team,GIT)模式,即在老年综合评估(comprehensive geriatric assessment,CGA)基础上由多学科医师为老年共病患者提供整合型医疗服务,国内少数大型医院也在探索实施,但CGA、GIT对医师专业能力、医疗资源配置等要求较高,在各级医院的普遍推广应用存在较大难度。

中医在老年共病诊疗中可发挥重要作用。中医临床诊疗遵循整体观念、辨证施治、治未病等原则以及四诊合参、病证结合、治病求本、标本兼顾、扶正祛邪、三因制宜(因时、因地、因人)等法则,与老年共病诊疗模式发展方向基本一致,并且中医在异病同治以及脏腑兼证、虚实夹杂等病证诊疗上具有丰富积累,发挥中医在老年共病诊疗模式中的作用是中医老年医学的重点发展方向。

第二节　中医老年医学发展历史

自《黄帝内经》始,历代中医对衰老和老年病进行了大量探索实践,不断充实发展了对衰老、延缓衰老以及防治老年病的认识,为当代发展由中医衰老学、中医老年病学两个分支专业组成的中医老年医学学术体系奠定了基础。

根据现存文献分析,古代中医的相关论述基本都是将衰老与老年病联系在一起,并未对中医衰老学、中医老年病学进行区分。《黄帝内经》以及唐代孙思邈、宋代陈直、元代朱丹溪、明代张景岳等历代医家对中医老年医学的形成作出了重要贡献。

一、初创阶段

中国古代文献对衰老和老年病的认识有着十分丰富的记载。早在几千年前的先秦时期,诸子百家就有论述"老""寿"的观点,人的寿命"百二十"、精气神在"生、长、壮、老、已"过程中的重要性以及"道法自然""深根固柢"等延年长生方法都源自先秦贤哲的著述。先秦时期有关衰老的认识对《黄帝内经》以及后世医家有着重要影响,是中医老年医学的萌芽。

《黄帝内经》作为中医学理论体系的奠基之作,在先秦百家思想的基础上进一步阐发对衰老的认识,奠定了中医衰老学理论和方法体系的基础,是中医衰老学创立和形成的标志。《黄帝内经》较系统论述了人的生命周期("女七""男八")、人的生命寿限("天年")、脏腑盛衰年龄、衰老先天后天因素、生长壮老已不同阶段表现及机制、延年益寿原则和方法等,对后世中医衰老学的发展产生了重要影响。《黄帝内经》在系统性论述中医衰老学理论的同时,概括性提出了老年病防治的原则,但对老年病的病因病机及辨证论治没有提出系统的理论和方法。

《黄帝内经》后,汉代张仲景《伤寒论》《金匮要略》、东晋葛洪《抱朴子》、南北朝陶弘景《养性延命录》、隋代巢元方《诸病源候论》等文献均有与衰老、老年病证相关的重要论述,但未见老年医学的专著和专篇。

二、形成阶段

中医老年医学在唐宋期间进入了一个重要的发展时期,诞生了《千金要方》《千金翼方》和《养老奉亲书》等对中医老年医学发展具有重要影响的医学著作。这与当时经济发展水平较高、人的寿命延长到 60 岁以上有着密切关系。

唐代孙思邈《千金要方》《千金翼方》列"养老大例""养老食疗"等专篇,是世界上最早的老年医学专篇论述,开老年医学专论之先河,较全面论述了老年人随增龄老化的病理特点、形证表现,以及食疗、药治、慎情、调气、按摩、辟谷等养生延年方法,强调老人养生治病食疗为先、补法为主,在收录的众多方药中记载了与老年人养生治病相关的内容,为中医衰老学的发展和中医老年病学的创立作出了重要贡献。

宋代陈直《养老奉亲书》是世界上最早的老年医学专著,大约成书于公元 1085 年,是中医衰老学发展和中医老年病学形成的重要标志。《养老奉亲书》较系统地阐述了老年人生理病理特点及心理状态、长寿老人特征和老年病发病机制,提出衰老发生与"精血"亏耗密切相关,认为老年人"精血耗竭,神气浮弱,返同小儿",并突出强调了脾胃及食疗对老年病防治的作用,从衣、食、住、行以及服药、情志等方面提出了一系列预防老年病的措施。

金元时期,中医学术发展较为活跃,诸多学派学说相继问世,也促进了中医对衰老和老年病认识的发展。元代邹铉对《养老奉亲书》续增三卷而著《寿亲养老新书》,增补专治老人病证和延年益寿方药、饮食调养方法数百种及老人起居、子女尽孝等内容。金元四大家刘完素之保养真气、张子和之食补、李东垣之重脾胃、朱丹溪之保阴精进一步丰富了老年病诊治理论和方法,其中朱丹溪《格致余论》以"阳有余阴不足"论述人体老化之病机、立"养老论"专篇强调"精血俱耗"为衰老主要机制值得重视,其所记载的"头昏目眵,肌痒溺数,鼻涕牙落,涎多寐少,足弱耳聩,健忘眩运,肠燥面垢,发脱眼花,久坐兀睡,未风先寒,食则易饥,笑则有泪,但是老境,无不有此",较准确、全面地描述了老年人的衰老表现。此外,元代忽思慧《饮膳正要》从饮食营养而论延年益寿、罗天益著《卫生宝鉴》阐发老年病证诊治经验均影响甚广。

及至明清，中医理论渐趋完善，中医对衰老和老年病的认识更加全面，涌现了一批老年医学专著、专篇。明代高濂《遵生八笺》从四时调摄、起居安乐、延年却病、饮馔服食等八个方面，搜集 3 000 多种防治老年病证和养生长寿的方法，对后世研究衰老和老年病具有重要参考价值。明代张景岳所著《景岳全书》进一步明确"精血"是维持生命物质基础，强调"先天薄弱者多夭"，指出"人于中年左右，当大为修理一番，则再振根基，尚余强半"，认为中年是走向老年的转折点，也是延缓衰老的重要环节。此外，明代龚廷贤《寿世保元》、徐春甫《老老余编》、洪梗《食治养老方》、清代曹庭栋《老老恒言》等老年医学专著，以及明代汪绮石《理虚元鉴》、清代陆懋修《世补斋医书》等医学著作所列老年病专篇均有一定影响，明代江瓘《名医类案》、清代叶天士《临证指南医案》等医案医话类著作载录了诊治老年病证的经验。

民国时期至中华人民共和国成立前，虽然各地名医辈出，但在战乱、社会大动荡的时代背景之下，中医老年医学的发展基本处于停滞状态。

三、发展阶段

1949 年中华人民共和国成立后，在党和国家重视下，医疗卫生事业迅速发展壮大，老年医学开始兴起，中医老年医学也随之逐步复苏、重现生机。20 世纪 50 年代，我国学者多次在广西、新疆等地开展长寿老人和百岁老人调查研究，1958 年中国科学院组织开展中医延缓衰老方药整理和研究，1964 年 11 月中华医学会召开了第一次全国老年学与老年医学学术会议，多省市在 60~70 年代开展了中医防治慢性支气管炎、冠心病、中风、高血压等老年常见病的研究。

20 世纪 70 年代后期，中医老年医学重新起步，北京陈可冀和周文泉、上海林水森和夏翔、吉林霍玉书、山东陈克忠、福建林求诚等一批学者在国内较早开展了中医延缓衰老与防治老年病研究，是中医老年医学在当代实现复兴和发展的先行者。

1978 年 3 月，北京西苑医院出版《岳美中老中医治疗老年病经验》，是中华人民共和国成立后第一部中医老年医学专著。1978 年 12 月，上海龙华医院开设中医老年病专科门诊。1980 年，北京西苑医院创建老年病科，是第一个设立老年病科的中医医疗机构。1982年11月,中国中西医结合学会召开全国第一次虚证与老年病防治学术会议,并于1984年10月成立虚证与老年病专业委员会。1985年,北京西苑医院创建老年医学研究所,是全国最早成立的中医老年医学科研机构。1987年10月,中华全国中医学会老年医学会(现名"中华中医药学会老年病分会")成立并召开首届学术研讨会。1989年,上海市中医药研究院老年医学研究所成立,于2003年7月经上海市人民政府批准更名为"上海市中医老年医学研究所",成为国内中医老年医学领域唯一一所省级独立编制的研究所。90年代,全国各地三级甲等中医医院也相继设立老年病科。

20世纪80年代前期,中医延缓衰老研究受到重视,北京、上海、江苏、山东、吉林、福建、广东等省市先后开展了老年人群中医证候调查、中医衰老机制研究、中药延缓衰老作用等研究,并形成了衰老机制主要与肾虚密切相关的共识,清宫寿桃丸、还精煎口服液等一批延缓衰老复方中药相继问世。80年代后期及90年代,中医药防治老年病成为中医老年医学研究重点,冠心病、高血压病、高脂血症、慢性阻塞性肺疾病、阿尔茨海默病、原发性骨质疏松症等老年常见病和疑难病的中医药防治研究先后取得了一批丰硕成果。与此同时,各省市中医高校先后开始培养以中医老年医学为专业方向的博士研究生和硕士研究生,系统开展中医老年医学高层次专业人才队伍的建设。

世纪之交,我国进入了老龄化社会,党和国家高度重视积极应对人口老龄化工作,老年医学的发展备受关注,中医老年医学逐步形成了在全国各省市全面开展的蓬勃发展局面,中医衰老学和中医老年病学的基础研究、临床研究都得到了较大发展,逐步构成了较完善的中医老年医学知识体系。中华中医药学会老年病分会、世界中医药学会联合会老年医学专业委员会、中国中西医结合学会虚证与延缓衰老专业委员会等全国性中医老年医学学术组织以及各省市中医老年医学学术组织相继换届,一批由中医老年医学先行者培养的新一代学科带头人登上了中医老年医学的学术舞台中央,也涌现了一大批在新世纪开始从事中医老年医学研究的中青年骨干,共同担负起继承、创新和发展中医老年医学的重任。

(陈川)

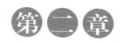

第二章
寿命与衰老

一、自然寿命与期望寿命

人的自然寿限,在中国古代被称为"天年"。《庄子·外篇·山木第二十》曰:"此木以不材,得终其天年。"《素问·上古天真论》:"形与神俱,而尽终其天年,度百岁乃去。"《史记》曰:"终其天年,而不夭伤。"张景岳《景岳全书·天年论》:"夫人受于天而得生者,本有全局,是所谓天年。"可见"天年"是指人类的自然寿命,也就是衰老的终局。自然寿命是指人类在进化过程中形成的相当稳定的平均寿命的最高尺度,即寿命的极限。

预期寿命是指在当前各年龄组死亡率水平上计算出来的刚出生的一代人预期可以活到的岁数。健康预期寿命由预期寿命衍生而来,是根据人群死亡率与患病率或健康状况数据资料估计特定年龄人群有着健康状态生活的预期寿命,是评估人群健康水平的指标。世界卫生组织将其定义为个体处于良好健康状态的预期寿命,相当于能活在健康状态下的平均预期年数。

预期寿命是指不同年龄组的人群预期存活年数,而健康预期寿命是人群保持完全健康状态尚能存活的期望年数。预期寿命与健康预期寿命的差值反映的是人群处于疾病或残疾状态下的生存年数。

二、生理性衰老与病理性衰老

衰老是人体随着增龄而持续发生发展,并走向生命终端的退化过程,中医学认为衰老可以延缓,但是达到长生不死是不可能的。《庄子·刻意》早已指出:"生之来,不能却,其去不能止。"《素问·上古天真论》指出,人生可以做到"度百岁而体不衰"。张景岳《景岳全书·中兴论》提出:"此非逆天以强求,亦不过复吾之固有。"

衰老总体上可分为生理性衰老和病理性衰老。生理性衰老是指人体随着年龄增长而自然发生的持续性走向生命终期的退化过程,其进程表现为多种退行改变协同发生并且可被延展。病理性衰老是指由于各种外来因素(包括疾病)引起的人体局部或整体的退化改变,其进程与疾病等引发因素的影响程度密切相关。

生理性衰老往往为许多疾病的发生提供了条件,成为病理性衰老的基础;病理性衰老又大大加快了生理性衰老的发展速度,成为生理性衰老的催化剂,两者之间互为因果,造成不良循环,给人体的健康带来严重危害。一般情况下,在临床上很难把生理性衰老与病理性衰老严格区分开来,在这两类衰老中,以往人们常对生理性衰老比较重视,认为是造成早衰的主要原因。

三、中医对寿命的认识

我国古代就提出人的"天年"应是 100～120 岁。《庄子·盗跖》认为:"人上寿百岁,中寿八十,下寿六十。"《黄帝内经》认为人的自然寿限可至百岁,《灵枢·天年》指出:"人之寿,百岁而死。"《素问·上古天真论》:"尽终其天年,度百岁乃去。"我国古代对"天年"的认识,与 1961 年美国老年学家海弗里克根据人胚成纤维细胞培养研究提出的人类正常寿命应是 110～120 岁的推断十分接近。

古人对寿命的预测可能主要基于两个方面的理由:一是来自当时的客观实践,即当时确有达到这一寿命的老人存在;二是结合中国传统"术数"的推测,即以五十为大愈之数,六十为一甲子,推算人的寿限约为两个周期,即在 100～120 岁。

人的自然寿命与当时的平均寿命之间的差距,是衰老能否延缓的前提条件。目前人类的平均寿命虽已有明显延长,但与达到"天年"还有很大差距。人类不能达到"天年"的主要原因在于疾病,正如清代徐灵胎在《医学源流论》中所说:"故终身无病者,待元气之自尽而死,此所谓终其天年也。"要预防疾病的发生,其中通过延缓衰老进程以改变和改善疾病发生的病理基础是极其有价值的环节。

中医文献记载了诸多延缓衰老的效果,如"驻颜"是改善面容、皮肤的老化改变;"轻身"为延缓运动功能的老化;"少老""耐老"是对全身性的延缓衰老作用;"不老"即推迟或减慢衰老速度;"长生久视"即延长寿命、保持机体活力。

四、中医对衰老形征的认识

中医历代文献中,以"老境""形坏"等记载来表述"衰老"和"老化"。根据中医理论体系中的整体观念思想,认为内在脏腑和形体之间是密切相关的,体内各脏腑功能和形态变化,必然将在形体上反映出来,所以,中医文献中的"老境"和"形坏"等就是指人体进入老龄后出现的各种衰退性改变反映在体表的各种形证。

《灵枢·天年》曰:"四十岁,五藏六府十二经脉,皆大盛以平定,腠理始疏,荣华颓落,发颇斑白,平盛不摇,故好坐。五十岁,肝气始衰,肝叶始薄,胆汁始灭,目始不明。六十岁,心气始衰,苦忧悲,血气懈惰,故好卧。七十岁,脾气虚,皮肤枯。八十岁,肺气衰,魄离,故言善误。九十岁,肾气焦,四藏经脉空虚。百岁,五藏皆虚,神气皆去,形骸独居而终矣。"

《素问·阴阳应象大论》曰:"年五十,体重,耳目不聪明矣;年六十,阴萎,气大衰,九窍不利,下虚上实,涕泣俱出矣。"

《素问·上古天真论》提出:"女子……五七阳明脉衰,面始焦,发始堕;六七三阳脉衰于上,面皆焦,发始白;七七任脉虚,太冲脉衰少,天癸竭,地道不通,故形坏而无子也。丈夫……五八肾气衰,发堕齿槁;六八阳气衰竭于上,面焦,发鬓颁白;七八肝气衰,筋不能动,天癸竭,精少,肾脏衰,形体皆极;八八则齿发去……今五藏皆衰,筋骨解堕,天癸尽矣,故发鬓白,身体重,行步不正,而无子耳。"

孙思邈《千金翼方》曰:"人年五十以上,阳气日衰,损与日至,心力渐退,忘前失后,兴居怠惰,计授皆不称心,视听不稳,多退少进,日月不等,万事零落,心无聊赖,健忘瞋怒,性情变异……"

陈直《养老奉亲书·戒忌保护》曰:"若天癸数穷则精血耗竭,神气浮弱,返同小儿。"

邹铉《寿亲养老新书·医药扶持第三》曰:"上寿之人,血气已衰,精神减耗,危若风烛,百疾易攻,至于视听不致聪明,手足举动不随,其身体劳倦,头目昏眩,风气不顺,宿疾时发,或秘或泄,或冷或热,此皆老之常态也。"

朱丹溪《格致余论·养老论》曰:"人生至六十、七十以后,精血俱耗,平居无事,已有热证。何者? 头昏,目眵,肌痒,溺数,鼻涕,牙落,涎多,寐少,足弱,耳聩,健忘,眩晕,肠燥,面垢,发脱,眼花,久坐兀睡,未风先寒,食则易饥,笑则有泪,但是老境,无不如此。"

曹庭栋《老老恒言》亦载:"老年肝血渐衰,未免性生急躁。旁人不及应,每至急躁益甚。"

人的衰老是一个从性成熟期至生命终点的过程。这个过程也是全身各部分的生理功能和形态结构随着增龄发生退行性改变,以及各种病理性产物不断堆积的过程。

中医学认为随着内在脏腑的老化,精、气、血、神、阴、阳的不断虚衰以及体内阴阳平衡的破坏,痰、瘀等病邪的内生,在形体上也将不断产生各种衰老的变化,表现出各种衰老的形征,人们可通过这些外在形征的表现,以推断内在的各种老化状态。

历代中医文献有关衰老外在形征的记载,择要归纳如下。

(一) 形体变化

(1) 头面部:头倾视深,面焦面垢,目起云翳,笑则有泪,涕泣俱出,涎多,发堕发白,牙落齿槁。

(2) 躯体部:皮肤枯燥,肌肤作痒,肌肉消瘦,腰脊酸痛,肌肉松弛,好坐好卧,行则振掉,不能久立,骨节酸痛,足痿,形体皆极,勤惰不能自调,小溲频多,夜尿频数,体丰腹腴,上热下冷。

(3) 精神方面:多言,苦忧悲,喜怒不定,随心所欲,骄恣慎怒,万事零落、心无聊赖,久坐兀睡、夜不安眠、清晨早醒,情性变异。

(二) 功能变化

(1) 生殖功能:无子,精少,绝经,阳痿。

(2) 记忆功能:忘前失后,不辨亲疏,言多错忘。

(3) 运动功能:体重减轻,筋不能动,行则振掉,不能久立。

(4) 呼吸功能:呼吸短促,言而微。

(5) 消化功能:食则易饥,食已即饱,食欲乏味,腹胀,大便秘结或下利。

(6) 免疫功能:未风先寒,风寒易中,不耐寒暑。

（7）泌尿功能：小溲频数，夜尿频多，尿有余沥，小溲自遗。

（8）视觉功能：目糊，目盲。

（9）听觉功能：耳听失聪，耳聋。

（10）嗅觉功能：鼻塞，不辨香臭。

五、中医关于衰老机制的论述

（一）脏腑虚损说

脏腑虚损说是中医衰老理论中影响最大的学说之一，按其重点不同，可分为以下几种。

1. 五脏虚损说

"五脏虚损说"的主要观点是：人在40岁以后，随着年龄的增长，五脏逐一虚衰，因此出现各种衰老的变化，这一观点主要以《黄帝内经》为代表。

《灵枢·天年》曰："四十岁，五藏六府十二经脉，皆大盛以平定，腠理始疏，荣华颓落，发颇斑白，平盛不摇，故好坐。五十岁，肝气始衰，肝叶始薄，胆汁始灭，目始不明。六十岁，心气始衰，苦忧悲，血气懈惰，故好卧。七十岁，脾气虚，皮肤枯。八十岁，肺气衰，魄离，故言善误。九十岁，肾气焦，四藏经脉空虚。百岁，五藏皆虚，神气皆去，形骸独居而终矣。"以上记载可见，四十岁起，人体开始出现衰老的外在变化。五十岁后，从肝起，以十年为一周期，按照木、火、土、金、水的五行相生规律，逐一趋向衰弱，随着五脏的衰退，各种有关老年期的表现相继出现，从而老态丛生。这一学说被中国历代医学家所接受，但某些按五行相生的程序逐一发生衰退的观点并未获得大家的公认。

2. 肾虚说

衰老的"肾虚说"是"脏腑虚衰"说中影响十分突出的领域。这一学说认为在五脏虚衰中，肾虚占有更重要的地位。早在先秦时代的《黄帝内经》对此已十分重视，《素问·上古天真论》曰："丈夫……五八肾气衰，发堕齿槁……七八肾脏衰，形体皆极。"把天癸尽和形坏作为衰老的重要标志，强调肾在衰老中的重要地位，并提出由肾气衰发展到肾脏衰，形体皆衰的由气化功能减退发展到形体结构退化的过程。叶天士《临证指南医案》中指出："男子向老，下元先亏""高年下焦根蒂已虚"，都强调肾虚、增龄和衰老的相关性。同时,五脏之真,惟肾为根,因此在五脏虚衰中,肾虚占有重要的地位。

中医学历来认为肾为先天之本,藏五脏六腑之精气,在使人体成为一个统一的整体和与外界环境相统一方面具有重要的地位。同时中医还认为"肾"与生长、发育、生殖密切相关,并且"藏于精者,春不病温",提示了"肾"与机体抗病能力的关系。"肾藏志""肾生髓""脑为髓之海"指出了肾与"神明"的联系,从功能来看,肾的这些功能也包含着现代神经、内分泌、免疫系统的主要功能。

3. 脾虚说

衰老的"脾虚说"是20世纪70年代时较活跃的一个领域,《黄帝内经》中的有关观点是其理论依据之一。《素问·上古天真论》云:"女子……五七阳明脉衰,面始焦,发始堕。""丈夫……六八阳气衰竭于上,面焦,发鬓颁白。"提出阳明脉衰是女子最早出现的衰老变化,在男子出现也较早。阳明脉的盛衰,取决于脾胃的强弱,所以阳明脉衰是脾胃虚衰的反映。

脾胃者乃气血生化之源,称为"后天之本",由于脾胃功能老化,以致气血生化不足,阳明脉充盈无权,不能荣养颜面和毛发,从而在外表现出面容失去光泽,皱纹逐渐出现,须鬓渐变为白。李东垣认为:"阴精所奉,谓脾胃既和,谷气上升,故其人寿。"叶天士也认为"七十岁,脾气虚"。根据"上下交病治其中"的理论,在延缓衰老和防治老年病时,调理脾胃不可忽视,对于高龄老人尤为重要。

(二)精、气、神虚衰说

精、气、神在中医学中被誉为人身之"三宝",是人体赖以维持生命的重要物质基础,正如《灵枢·本藏》所说:"人之血气精神者,所以奉生而周于性命者也。"精气神虚衰说认为人体衰老的机制在于精气神随着增龄不断虚衰。这一观点主要是由《黄帝内经》首先提出的,在《素问·上古天真论》中指出,人之所以半百而衰的机制在于"竭其精""耗散其真"和"不时御神"。邹铉《寿亲养老新书》曰:"黄发之人,五脏气虚,精神耗竭。"精、气、神三者之间既有密切联系又是不同物质,由于对它们在衰老中的重要作用认识不一,因此又有精虚、气虚、神虚及精血亏损等不同观点。

1. 精虚说

"精虚说"的主要观点是随增龄而发生的日益精虚是衰老的主要机制。

《管子》认为"精存自生,其外安荣,内脏以为泉源""泉之不竭,九窍遂通"。《素问·金匮真言论》曰:"夫精者,生之本也。"精是生身之本,人体各种功能的强弱和身体之健康,取决于精的盛衰。刘河间《素问玄机原病式·六气为病·火类》曰:"是以精中生气,气中生神,神能御其形也。由是精为神气之本,形体之充固,则众邪难伤,衰则诸病易染。"高濂《遵生八笺》曰:"人可宝者命,可惜者身,最重者精。肝精不固,目眩无光;肺精不交,肌肉消瘦;肾精不固,神气减少;脾精不坚,齿发浮落。"把各种衰老表现归结为五脏之精的虚衰。《千金要方》记载:"凡精极者,通主五脏六腑之病候也。"《济生方·论五劳六极证治》也曰:"然精极者,五脏六腑之气衰,形体皆极,眼视无明,齿焦发落,体重耳聋,行履不正。"所以精虚会导致五脏六腑的虚衰,人体的五脏功能随着增龄而逐步老化,从精虚说来看,这些都是精虚的结果。

2. 气虚说

衰老的"气虚说"是中医衰老机制中的重要学说之一。战国时期的《管子·内业》曰"搏气如神,万物备存",这一学说主要认为人体衰老的发生和发展都取决于元气的盛衰。《论语》中提出"及其老也,血气既衰"。王充《论衡·气寿》曰:"若夫强弱夭寿,以百为数,不至百者,气自不足也。"《圣济总录·治法·导行》提出:"一气盈虚,与时消息,万物壮老,由气盛衰,人之有是形体也,因气而荣,因气而病。"徐灵胎《医学源流论·元气存亡论》中提出:"当其受生之时,已而定分焉。所谓定分者,元气也。"十分明确地指出人的生命全过程以及体质强弱,疾病的发生都与元气直接相关。

元气的盈虚还与元气能否固藏有关。刘河间《素问病机气宜保命集》中指出:"由有尪羸而寿考,亦有壮盛而暴亡。元气固藏则尪羸而无害,及其散漫则壮盛而愈危……元气固藏,富贵寿考。"因此,元气不能固藏也是造成气虚的重要因素。

3. 神虚说

"神虚说"在中医历代提出的衰老机制中占有相当重要的地位。这里的"神虚"主要是指"神明"功能的衰退,它包含着现代的大脑记忆、思维、判断等智力功能和自我心理控制能力。《彭祖摄生养性论》指出:"神强者长生。"《论衡·道虚》认为:"夫人以精神为寿命,精神不伤则寿命长而不死。"都明确提出"神"的强弱对衰老和生命具有重要意义。

虽然精、气、神三者在物质基础和功能上具有明显的区别,但三者之间又有密切的相互依存关系,所以不少医学家认为应当把三者结合起来进行研究。张景岳《类经》曰:"虽神由精气而生,然所以统驭精气而为运用之主者,则三者合一,可言道矣。"林佩琴《类证治裁》也认为:"一身所宝,惟精气神,神生于气,气生于精,精化气,气化神。故精者生之本,气者神之主,形者神之宅也。"可见精、气、神三者之间某一方面的虚衰,必将造成另外两方面的不足,而精气神的亏损,对衰老和寿命将产生重要的影响。

(三)先天说

这一观点认为人的寿命取决于父母遗传基础,所以在出生时,人的衰老进程和寿命已经确定。《灵枢·天年》曰:"黄帝问于岐伯曰:愿闻人之始生,何气筑为基?何立而为楯……岐伯曰:以母为基,以父为楯。"《论衡》中曰:"强寿弱夭,谓禀气渥薄也……夫禀气渥则其体强,体强则寿命长;气薄则其体弱,体弱则命短,命短则多病寿短。"认为寿命的长短,决定于先天体质的强弱。胡文焕《养生导引秘籍·养生肤语》:"肥瘦在母,寿夭在父。"认为人的寿命取决于父方的遗传基础。徐灵胎在《医学源流论》中更明确地指出:"当其受生之时,已有定分焉。"认为人的生命在形成时已有定数。

(四)后天说

这一学说认为人的衰老发展进程和寿命长短主要取决于后天摄养是否得当。陶弘景《养性延命录·教诫》曰:"我命在我,不在于天。""人生而命有长短者,非自然也,皆由将身不谨。"刘河间《素问病机气宜保命集》曰:"修短寿夭,皆自人为。"把后天保养提到了首要的位置。

"后天说"为研究和探索后天的各种延缓衰老理论和方法提供了重要的前提。自古到今的中西医延缓衰老临床和实验研究结果都已证实,通过后天保养的方法,确可达到延缓衰老的效果,特别对于病理性衰老方面有重要作用,证明了"后天说"的科学内涵。

(五)阴阳失调说

本学说的主要观点是人体在增龄过程中出现的阴阳偏盛偏衰而导致的阴阳失调是早衰的重要作用机制。《素问·阴阳应象大论》曰:"能知七损八益,则二者可调,不知用此,则早衰之节也。"《素问·生气通天论》曰:"阴平阳秘,精神乃治。""是以圣人陈阴阳,筋脉和同,骨髓坚固,气血皆从;如是则内外调和,邪不能害,耳目聪明,气立如故。"指出阴阳协调平衡对延缓生理衰老和预防疾病、防止病理性衰老方面的重要性,如这平衡被破坏,就会出现早衰。在阴阳之间,有的强调阴精的重要性,有的则认为阳气是关键,从而又有不同学术观点之分。

1. 阳气虚衰说

该学说主要认为阳气随龄日渐虚弱是衰老的主要机制。《素问·生气通天论》曰:"阳气者,若天与日,失其所则折寿而不彰。"华佗《中藏经·阴阳大要调神论》曰:"阳者生之本,阴者死之基。天地之间,阴阳辅佑者人也。得其阳者生,得其阴者死。"孙思邈《千金翼方·养老大例》曰:"人年五十以上,阳气日衰,损与日至。"陈继儒《养生肤语》曰:"阳入于阴,阴留阳而不得飞则生;阳出于阴,阳不顾阴而不能留则死,是死生俱系于阳。"程杏轩《医述·医学溯源》曰:"高年惟恐无火,无火则运化艰而易衰,有火则精神健而难老,是火者,老人性命之根。"都主张阳气的与日衰弱是出现老年各种衰老表现和短寿的主要原因。

2. 阴精虚衰说

该学说认为衰老是阴精日益虚损的结果。《素问·阴阳应象大论》曰:"年四十,而阴气自半也,起居衰矣。"《素问·五常政大论》曰:"阴精所奉其人寿,阳精所降其人夭。"十分强调阴精充盈或虚衰与衰老和寿命直接有关。中医所谓的"阴精"包含着生命最基本的物质。

3. 阴虚阳亢说

该学说认为在进入老年前期以后,阴虚阳亢的发生发展对进一步加速衰老具有一定作用。《素问·阴阳应象大论》曰:"水火者,阴阳之征兆也。"《易经》以水火相济为既济,既济象征着人身阴阳相抱而不脱,是以百年有常,身体大治;以水火不交为未济,未济则阴阳分离,百病蜂起,早衰折寿。朱丹溪《格致余论·相火论》曰:"相火易起,五性厥阳之火相扇,则妄动矣。火起于妄,变化莫测,无时不有,煎熬真阴。阴虚则病,阴绝则死。"陆九芝《世补斋医书》认为:"垂暮之年,阴易亏而阳易强。"

阴阳失调将造成体内各种动态平衡状态受到破坏。正如朱丹溪在《格致余论·色欲箴》中曰:"阴平阳秘,我体长春。"说明阴阳协调,气血调畅在长寿中的重要性。

（六）气运失常说

《素问·六微旨大论》曰："出入废则神机化灭,升降息则气立孤危。"认为体内元气的运行失常,可导致人体内环境的严重紊乱,升降出入的各种生理功能失调,将对生命构成严重威胁,从而导致疾病、衰老和夭折。危亦林《世医得效方》中指出："人之有生,血气顺则周流一身,脉息和而诸疾不作,气血逆,则运动滞涩,脉息乱而百病生。"由此可见,气血壅滞不通是导致衰老和许多疾病产生的病机所在。

（七）邪实说

衰老的"邪实说"主要认为增龄过程中产生的一些不利于人体的病理产物或来自外环境的有害物质是导致或加速衰老的主要机制。随增龄产生的"邪实"主要以痰、瘀为主。"痰浊""血瘀"为代表的病邪学说,认为痰、瘀等病理性产物在衰老中具有重要意义,提出了以病邪为主和扶正祛邪并重的延缓衰老观点。《素问·灵兰秘典论》曰："主不明则十二官危,使道闭塞不通……以此养生则殃。"其中的"使道"指各器官发挥正常作用的通道,也即血脉,血脉不通有碍健康长寿。《子华子》曰："营卫之行,无行厥常,六腑化谷,津液布扬,故能长久而不弊。"朱丹溪《格致余论·养老论》曰："夫老人内虚脾弱阴亏性急……阴虚难降则气郁而成痰。"各种对来自机体内部而对人体不利的各种致病因素包括自由基在中医学中都属"邪"的范畴,"邪实"已成为衰老的重要机制之一。

（郁志华）

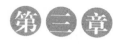

老年病临床特点与中医辨治要点

一、老年病临床特点

（一）多病共存

老年人脏腑功能渐趋衰退，一脏有患，易致他脏受累。西医学认为，老年病具有多系统发病，甚至单脏器病变亦存在多种病理改变的特点。临床上，老年病往往表现为多病共存，并发症多，它们互相交织，互相影响，以致病证的阴阳表里、寒热虚实、脏腑经络以及卫气营血的错综复杂变化。如老年人可同时患有眩晕、心悸、喘证、消渴、水肿等病。老年人中风病患者发病前多有高血压、高脂血症、动脉粥样硬化、糖尿病等基础疾病，患病后多见口眼歪斜、半身不遂、失语等后遗症以及中风后抑郁、痴呆等继发病变；中风患者还可因长期卧床引起肺部感染、肌肉萎缩等并发症，不仅病程较长，不易恢复，而且容易复发，需要长期治疗。

（二）不典型

人到老年，机体对内外环境变化的适应能力减退，正气不足，抗邪能力下降，因此老年病临床上常常没有典型的症状和体征。如老年人肺炎，起病时可以没有畏寒、高热、咳嗽而仅仅表现为食欲差、精神不振、尿失禁等症状，白细胞计数亦可无明显升高；老年贫血患者可无明显头晕、气短、面色苍白症状，可仅表现为无欲、淡漠、消沉、失眠等；老年甲状腺功能减退患者可无黏液性水肿面容，仅有怕冷、便秘、疲倦、皮肤干燥等临床表现。甚至有些老年病还可出现与典型症状和体征相反的病理信息。如老年糖尿病，临床未必一定出现"三多"症状，反而可见食欲不振；又如老年甲状腺功能亢进患者，临床未必表现为多食，反而还厌食。正因为老年病症状不典型，容易发生误诊、漏诊。因此，对于老年患者必须详问病史，仔细查体，结合必要的理化检查，密切观察病情变化，以期正确诊断和及时治疗。

（三）不敏感

与衰老密切相关的老年病多为慢性病，具有起病隐匿、发展缓慢、不易察觉的特点。人体衰老是一种渐进过程，始于老年到来之前，如《灵枢·天年》云："四十岁……腠理始疏，荣华颓落，发颇斑白。"随着年龄的增加，衰老的外在表现逐渐显现。老年人脏腑生理功能日渐减弱，精血不断衰耗，阴阳气血的生理状态逐渐失去平衡，或为阴虚，或为阳虚，或因阳气虚弱而致阴精生化不足，或因阴精亏损而致阳气生化无源，进而阴阳两亏、多脏虚衰。此时，人之体质已明显下降，抗病能力明显减退，病变在体内慢慢滋生，在相当长时间内病已成但无明显症状，无法确定其具体发病时间，如动脉粥样硬化、骨质疏松症等。有的症状和衰老表现之间难以区分，往往被误认为自然老化，不被其本人、家属或医师所重视，如阿尔茨海默病早期表现的记忆减退、前列腺增生的尿频等，多在体检时或病情严重时方获确诊。

（四）易感染

炎症反应是全身防御反应的局部表现，机体的全身状态和局部组织的特殊性，都会影响炎症的发生和发展。从全身状态来看，机体进入老年期以后，身体功能明显下降，如机体组织再生能力低下、营养不足、激素失衡，特别是免疫功能减退等原因，使老年人比中青年人易于发生感染，而且混合感染的机会增加。急性炎症如支气管肺炎、泌尿系感染等患病率明显高于中青年人。从局部状态来说，各脏器的老化也为炎症的发生、发展提供了条件。如呼吸道纤毛上皮的破坏、黏液分泌亢进、咳嗽反射的减弱、肺组织的弹性降低、肺小叶中心型肺气肿的形成等都是促成肺部感染的基础；前列腺肥大易于造成排尿困难而继发泌尿系感染；胃肠黏膜上皮萎缩、胃酸分泌减少、淋巴组织的萎缩等又易于迁延转为慢性的主要因素。与中青年人比较，老年人感染有炎性渗出减少、炎性增生性增强的特点。具体而言，老年人局部组织炎性渗出反应较之青壮年减弱，主要表现为渗出液中蛋白含量减少，中性粒细胞的渗出不多，近似于滤出液；另一方面，老年人炎症的增生过程较青少年显著，特别是纤维增生尤为突出。因而老年人的炎症过程多转为慢性，也很容易造成反复急性发作，致使组织损伤不断加重。

二、老年病中医病机特点

（一）脏腑渐衰，以虚为本

人体脏腑功能的强弱决定了阴阳气血之盛衰以及形体百骸之壮羸。脏腑学说以五脏立论，机体随五脏之气旺盛而成长，虚衰而老化，耗竭而死亡。《灵枢·天年》："四十岁，五藏六府十二经脉，皆大盛以平定，腠理始疏，荣华颓落，发颇斑白，平盛不摇，故好坐。五十岁，肝气始衰，肝叶始薄，胆汁始灭，目始不明。六十岁，心气始衰，苦忧悲，血气懈堕，故好卧。七十岁，脾气虚，皮肤枯。八十岁，肺气衰，魄离，故言善误。九十岁，肾气焦，四脏经脉空虚。百岁，五脏皆虚，神气皆去，形骸独居而终矣。"上述对于衰老过程中机体脏器结构、生理功能以及适应能力的逐步削弱、退化这一复杂生命现象的形象描述，以"平盛不摇"的四十岁作为前半生和后半生的分界线，以十岁为一生理阶段，此前是发育壮盛期，五脏功能、阴阳气血，随机体的生长、发育、成熟不断增强、盛满；此后进入逐渐衰老期，从肝脏始衰，心、脾、肺、肾继之，随脏气的衰弱，阴阳气血生化不足，机体功能不断衰减，老化征象泛起，历经百岁而告终。老年病在老年人脏腑渐衰、阴阳渐虚的基础上发展而来，"以虚为本"是老年病的根本病理特点。所谓"虚"，是指以正气不足为主要矛盾的一种病理变化，包括人体功能不足，抗病能力低下，内脏实质损害，以及营养物质匮乏等。正气在疾病过程中的作用是驱邪、抗邪、运化气血津液以及修复损伤的机体。《素问遗篇·刺法论》："正气存内，邪不可干。"《素问·评热病论》："邪之所凑，其气必虚。"

（二）气血虚损，阴阳失衡

人之气血阴阳在维系脏腑营养与机体功能活动中起着重要作用。人体正常的生理功能活动，以阴阳互根互用、相互平衡协调为其基本保障。《素问·阴阳应象大论》："阴阳者，天地之道也，万物之纲纪，变化之父母，生杀之本始，神明之府也，治病必求于本。"《素问·生气通天论》："阴平阳秘，精神乃治；阴阳离决，精气乃绝。"人之气血阴阳在营养脏腑、维系机体功能活动的过程中不断被消耗，又不断地从饮食物里得以生化和补充。年老之人，阳气虚衰、阴气不足，阴阳平衡失调。《素问·阴阳应象大论》："年四十而阴气自半也,起居衰矣;年五十,体重,耳目不聪明矣;年六十,阴萎,气大衰,九窍不利,下虚上实,涕泣俱出矣。"《千金翼方·养老大例》:"人年五十以上,阳气日衰,损与日至。"《格致余论·养老论》:"人身之阴,难成易亏,六七十后,阴不足以配阳,孤阳几欲飞越。""夫老人内虚脾弱,阴亏性急。内虚胃热则易饥而思食,脾弱难化则食已而再饱。阴虚难降则气郁而成疾。"老年人阴阳气血衰少,抗邪能力低下,易于发病而难于康复。

(三)因虚致实,虚实夹杂

老年人脏腑阴阳气血日渐虚损的生理特点决定了在其发病过程中,正虚抗邪无力,正邪相持而虚中夹实。老年人腠理不密而易感外邪,脾胃虚薄多内生积滞,年暮志衰而内伤七情,以及阴阳失衡、内生邪气所致疾病。正虚无力运血化津,则血停为瘀、津凝为痰,终致痰瘀互结为患;无力抗邪,则邪乘虚而入易传变;无力修复,则气血乏源而阴阳易竭。具体而言,阳衰气耗,温煦失职,则生内寒、内湿;阴损血虚,不能潜阳,则生内热与内火。一方面是阴阳气血耗损,另一方面是寒湿火热羁留,构成因虚致实、虚中夹实病理。老年病五脏虚中夹实主要包括:肝血虚、肝阴虚与肝气郁结、肝脉瘀阻、肝阳上亢、肝风内动、肝火上炎兼夹;心气虚、心阳虚、心阴虚、心血虚与心脉瘀阻、胸阳闭阻、痰阻心窍或心火亢盛同在;脾气虚、脾阳虚与寒湿困脾或湿热壅脾相兼;肺气虚、肺阴虚与外邪犯肺、热邪壅肺或痰浊阻肺同见;肾气虚、肾阳虚、肾阴虚或肾之阴阳两虚与下焦湿热、寒湿夹杂。

(四)正虚邪实,易生传变

老年人脏腑亏虚,正虚邪实,患病后易生传变。"五脏有病,则各传其所胜",五脏生克乘侮,或按脏腑表里相传,或临近脏腑互传,或经络直接相通的脏腑之间互传。主要包括脏腑传化与外感逆传。具体而言,脏腑传化主要指病邪在脏腑之间迅速传变。《金匮要略·脏腑经络先后病脉证》:"四季脾旺不受邪。"认为脾不主时而分旺四季,脾胃不虚则心、肝、肺、肾之气旺盛,则不为外邪所侮,寓有治本之意。张仲景重申并凝练了《难经·七十七难》中"所谓治未病者,见肝之病,则知肝当传之于脾,故先实其脾气,无令得受肝之邪,故曰治未病焉"的说法,成为著名的"见肝之病,知肝传脾,当先实脾"的"肝病传脾"理论,提示脏腑之间的传变规律是邪实正虚则传,邪实正不虚则不传。老年人脾气亏虚,肝木易于乘犯脾土,即所谓脾虚肝乘,进而出现脾不健运之嗳气吞酸、纳呆腹胀、呕吐泄泻等证。另一方面，外感病邪太盛或正气亏虚，病邪则不按一般规律由表而里依次递传而呈现暴发性突变，其来势凶猛，病情危重，称作外感逆传。老年人由于气血虚衰、阴阳失衡，若外感风温，病邪可从卫分不经气分而直接传入营血，内陷心包，出现神昏谵语等逆传心包之危重症状，临床须高度重视。

三、老年病中医治疗原则

（一）整体施治

整体施治要求透过复杂多变的疾病现象，抓住病变的本质，并针对根本原因进行治疗。老年人脏腑亏损，气血不足，抗病能力差，常呈现脏腑亏虚、阴阳失衡、因虚致实、易生传变等病机特点。如老年人阳气衰微，若病重导致阳脱，则应急予大量参附之品回阳救逆，采取"急则治其标"的法则，待病情平稳后再调其阴阳；反之，如病情不急，治疗时应缓图其本，即"缓则治其本"。

（二）扶正为本

扶正是通过补虚以扶助正气。人体脏腑功能正常，正气旺盛，气血充盈流畅，卫外固密，外邪难以入侵，内邪难于产生，就不会发生疾病。《素问遗篇·刺法论》："正气存内，邪不可干。"当人体脏腑功能失调，正气相对虚弱，卫外不固的情况下，或人体阴阳失衡，病邪内生，或外邪乘虚而入，均可使人体脏腑组织、经络官窍功能紊乱，从而发生疾病。此时应根据病人体质、气血盛衰以及病机变化等，相应选择平补、清补或温补之法，增强机体的抗邪能力。老年病多因虚致实，故治疗上宜扶正为本，适当辅以祛邪之法，力求扶正不滞邪，祛邪不伤正。

（三）三因制宜

老年人脏腑虚衰、阴阳失衡，但个体体质的强弱仍有所不同，加之四时气候的变化，不同地域的差异，所患疾病及证候的差别，故治疗时当详辨，强调因人、因时、因地的三因制宜原则。老年人之间的个体差异较之其他人群更为明显，老年病治疗上更加强调因人制宜，临床时需注意探究适合不同老年人的个体化治疗方案。春夏之季，阳气升发，腠理开泄，不宜过用辛温发散之品,以免开泄太过,耗伤气阴;秋冬之节,阴盛阳虚,当慎用寒凉药物,以防伤阳。北方地区冬季天气寒冷,老年患者常外感寒邪,治疗时应注意散其表寒;南方地区夏季多湿热,老年患者多见湿阻中焦之证,治疗时应注意运脾化湿。

(四) 防治结合

1. 未病先防

未病先防是针对有可能发生疾病的个体和群体,在未患病之前,预先采取措施,避免疾病的发生。《素问·四气调神大论》:"是故圣人不治已病治未病,不治已乱治未乱,此之谓也。夫病已成而后药之,乱已成而后治之,譬犹渴而穿井,斗而铸锥,不亦晚乎!"指出了"治未病"的重要意义。一是针对心脑血管疾病、恶性肿瘤等可发病于中青年人而老年人患病率明显增高的常见老年病,往往由多因素所致,故从中青年期着手预防甚为重要;二是对于老年性痴呆、老年性骨质疏松症及老年性白内障等只发生于老年人的老年特发病,组织器官的退行性病变是此类疾病的发病基础;三是强调外感性疾病等时令病,由于老年人多正气不足,易感外邪,冬季尤应指导老年人增强防护、预防感冒,以免加重其他病情。

2. 有病早治

有病早治是指在疾病无明显症状之前采取措施,治病于初始,避免机体的失衡状态继续发展。由于老年人具有脏器功能下降、免疫水平降低、代谢失衡以及肢体活动障碍等特点,以致临床症状不典型、无特异性表现、发作隐匿等,病理表现呈多样性、多病因特征,因而易漏诊。如恶性肿瘤(肺癌、胃癌、肝癌等),早期常缺乏典型的临床表现,一旦出现症状,60%~80%已属晚期,失去了最佳的治疗时间窗。因此,对老年人进行定期健康检查,争取早期发现、早期诊断、早期治疗至关重要。

3. 既病防变

既病防变指针对已患某些疾病的老年人,当结合其体质的特异性及时治疗,防止恶化。《金匮要略·脏腑经络先后病脉证》云:"见肝之病,知肝传脾,当先实脾。"强调在治疗肝病时,应注意应用调补脾胃之法,使脾气旺盛而不受邪,以防止肝病传脾。根据疾病传变的规律,防其传变,对可能受到传变的脏腑尽早采取预防措施,阻断和防止病变的发展和传变,把病变尽可能地控制在较小的范围,以利于疾病的彻底治疗,取得更好的疗效。例如,老年人肺炎病位在肺,体质较差、病情较重的老年人肺炎患者常出现神昏、谵语、烦躁等热毒内陷心包之危急重症,临床上当积极防治。

四、老年病中医治疗方法

中医临床诊疗,四诊合参,析理辨证,据证立法,依法遣方,理、法、方、药合为一体而构成中医学独特的诊疗体系。针对老年病,扶正之法为主,辅以祛邪之法。具体而言,老年病中医治疗方法包括扶正之法(补法、温法、涩法)、扶正与祛邪共而有之的和法以及祛邪之法(汗法、下法、清法、消法)。

(一)补法

补法即补益之法,指补益脏腑气血阴阳之虚损,从而达到扶正以祛邪、恢复阴阳平衡以治疗虚损证候的方法,主要包括补气、补血、滋阴、补阳。"虚者补之""损者益之""形不足者,温之以气;精不足者,补之以味",均是补法的理论依据与应用原则。

1. 补气

临床症见倦怠乏力、气短声低、自汗、纳少、舌淡胖、脉弱之气虚证,代表方为四君子汤,气虚下陷证可予补中益气汤。

2. 补血

临床症见头晕目眩、心悸怔忡、唇甲淡白、舌淡脉细之血虚证,代表方为四物汤;若血虚阳浮之证,则予当归补血汤重用黄芪以补气生血。

3. 滋阴

临床症见潮热颧红、五心烦热、失眠盗汗、腰酸遗精、舌红少苔、脉细数等肝肾阴虚之证,代表方为六味地黄丸。

4. 补阳

临床症见畏寒肢冷、脘腹冷痛、冷汗虚喘、腰膝酸软、腹泻水肿、舌胖而淡、脉沉迟之脾阳虚或肾阳虚证,代表方为理中汤(脾阳虚)、右归丸(肾阳虚)。

气、血、阴、阳的虚损,可单独出现,亦常合并出现。如气血两虚用八珍汤,肾阴阳俱虚用肾气丸,气阴两虚用生脉散。

老年病临床表现为虚证者皆可用补法,尤以老年非感染性内科疾病为主,视气、血、阴、阳虚损之偏重以及肝、心、脾、肺、肾五脏定位之有别而定。

(二) 温法

温法亦称温阳法,即用温热性质的方药,扶助人体阳气以治里虚寒证的方法,主要包括温补脾胃、温阳利水、回阳救逆/益气固脱。"寒者温之""劳者温之""形不足者,温之以气",均是温法的应用原则与理论依据。

1. 温补脾胃

临床症见身寒肢冷、脘腹冷痛、呕吐泄泻、舌淡苔润、脉沉迟之脾胃虚寒证,代表方为理中丸、吴茱萸汤。

2. 温阳利水

临床症见身寒肢冷、脘腹冷痛、呕吐泄泻、腰痛、水肿、舌淡苔润、脉沉迟之脾肾虚寒、阳不化水、水湿泛溢证,代表方为真武汤。

3. 回阳救逆/益气固脱

临床症见四肢厥逆、畏寒蜷卧、下利清谷、冷汗自出、气短难续、脉微欲绝之肾阳虚衰证,代表方为四逆汤、参附汤。

老年病临床表现有虚寒见证者皆可用温法,如老年慢性胃炎、腹泻、心力衰竭、营养不良性水肿、甲状腺功能低下等。

(三) 涩法

涩法亦称固涩法,即用收敛固涩方药,以治疗正气内虚而滑泄不禁证候的方法,主要包括固表敛汗、涩肠止泻、固精止遗以及固肾缩尿。"涩可固脱"为其理论依据与应用原则。

1. 固表敛汗

临床针对表虚不固之自汗、盗汗,代表方为玉屏风散、牡蛎散。

2. 涩肠止泻

临床针对脾阳不足或脾肾阳虚之泄泻,代表方为桃花汤、四神丸。

3. 固精止遗

临床证见肾气虚弱、精关不固之遗精滑精,代表方为水陆二仙丹、金锁固精丸。

4. 固肾缩尿

临床针对肾气虚弱、膀胱失约之证,代表方为桑螵蛸散、缩泉丸。

涩法主要用于老年人自主神经功能紊乱所致之自汗、盗汗,老年慢性痢疾、慢性肠炎、结肠过敏等慢性腹泻,以及括约肌功能减退之遗尿或神经病理性兴奋之遗尿。

(四)和法

和法亦称和解法,即用调和的方药,以治疗邪在半表半里以及脏腑不调等症的方法,主要包括和解表里、调和肝脾/肝胃、调和上下。

1. 和解表里

临床症见寒热往来、胸胁苦满、心烦喜呕、口苦、咽干、目眩、脉弦等邪在表里之证,代表方为小柴胡汤。

2. 调和肝脾/肝胃

临床症见胸胁胀痛、食欲不振、腹泻、情志抑郁等肝脾/肝胃不和之证,代表方为逍遥散、四逆散、痛泻要方。

3. 调和上下

临床症见胸脘有热而欲呕、肠中有寒而腹痛等胃肠不和、寒热失调之证,代表方为黄连汤。

临床上和法多用于老年人感冒、肝炎、胆道感染、胸膜炎等多种感染性疾病,以及老年人慢性胃炎、慢性肠炎、神经症等非感染性疾病。

(五)汗法

汗法亦称解表法,即用发汗解表方药,祛邪外出,以解除表证为主的方法,主要包括辛温解表、辛凉解表。"其在皮者,汗而发之""体若燔炭,汗出而散",均是汗法的应用原则和立论依据。

1. 辛温解表

临床症见恶寒、发热、头痛、身痛、无汗、舌淡、苔薄白、脉浮紧之表寒证,代表方为麻黄汤、桂枝汤、荆防败毒散。

2. 辛凉解表

临床症见发热、微恶风寒、头痛、口干、微渴、或有汗、舌边尖红赤、脉浮数之表热证,代表方为银翘散、桑菊饮、麻杏石甘汤。

汗法临床上可用于老年人感冒,以及老年人急性感染性疾病初起具有表证者。此外,汗法可透发疹毒,治疗麻疹初起,疹出不透,如用升麻葛根汤;汗法亦可祛除湿邪,如用麻黄加术汤治疗外感风寒兼有湿邪,证见头胀闷、身重痛、苔白腻、脉浮等;汗法还可祛水外出,并能宣肺利水而消肿,如用越婢加术汤治疗身肿、恶风、脉浮的风水证候。

（六）下法

下法亦称泻下法，即用通便、泻热、逐水的方法，以治疗便结、实热及水饮等症的方法，主要包括寒下、温下、润下、逐水。《黄帝内经》认为"中满里实""里热""血瘀"均宜攻下，《伤寒论》《金匮要略》创泻下方剂三十余首，将下法广泛应用于外感及内伤杂病。

1. 寒下

临床症见大便燥结、腹满疼痛、高热烦渴，或肠痈为患、腑气不通，或湿热下利、里急后重，或血热妄行、吐血衄血之里实热证，代表方为承气汤、增液承气汤。

2. 温下

临床症见脐下硬结、大便不通、腹隐痛、四肢冷、脉沉迟之脾虚寒积证，或腹胀水肿、大便不畅之阴寒内结证，代表方为温脾汤、大黄附子汤。

3. 润下

临床症见热盛津伤，或病后津亏，或年老津涸，或产后血虚所致大便燥结，或长期便结而无明显兼证者，代表方为麻子仁丸、五仁丸。

4. 逐水

临床证见水饮停聚体内，或胸胁有水气，或腹肿胀满，或水饮内停且腑气不通，凡脉证俱实者皆可，代表方为十枣汤、甘遂通结汤。

下法临床上多用于老年人便秘以及老年急性肠梗阻、急性胰腺炎等多种急腹症。

（七）清法

清法亦称清热法，即用寒凉性质的方药，以治疗里热证的方法，主要包括清热生津、清热凉血、清热养阴、清热解暑、清热解毒、清热燥湿、清热泻火等。"热者寒之，温者清之"，即是清热的应用原则和理论依据。

1. 清热生津

临床症见高热烦渴、渴喜冷饮、舌红苔黄、脉洪大之温病热入气分，代表方为白虎汤。

2. 清热凉血

临床症见高热烦躁、谵语神昏、斑疹出血，舌绛少苔、脉细数之温病热入营血,代表方为清营汤、犀角地黄汤。

3. 清热养阴

临床症见津伤阴虚、夜热早凉、热退无汗之温病后期,或午后潮热、盗汗咳血之肺痨阴虚,代表方为青蒿鳖甲汤、秦艽鳖甲散。

4. 清热解暑

临床症见发热汗出、心烦口渴、气短倦怠、舌红脉虚之暑热证,代表方为清暑益气汤。

5. 清热解毒

临床多用于疔疮、痈肿、喉痹、丹毒等热毒诸证,代表方为五味消毒饮。

6. 清热燥湿

临床症见心烦口渴、尿短黄赤、腹痛下利、苔黄腻、脉滑数之湿热证,代表方为黄连解毒汤、白头翁汤。

7. 清热泻火

临床多用于口气热臭、牙龈肿痛之胃火上逆,胁痛易怒、头眩目赤、耳鸣暴聋、口苦尿黄之肝胆火旺,代表方为清胃散、龙胆泻肝汤。

清法临床上可用于老年人流感、肝炎、肺结核等传染病以及老年人痈、疖、蜂窝组织炎等感染性疾病。

(八)消法

广义的消法包括消散气滞、血瘀、停痰、蓄水、食积等多种。狭义的消法,亦称消导法,即消积导滞之法。临床针对纳差厌食、上腹胀闷、嗳腐呕吐、苔白而厚之食滞胃肠,多选保和丸、平胃散之类;病情较重,腹痛泄泻,泻下不畅,甚至里急后重,苔黄厚腻者,多属食滞兼有湿热,宜选用枳实导滞丸之类,以消积导滞、清利湿热;脾虚而兼食滞者,则宜健脾导滞,常用枳术丸之类。

消法临床可用于老年人消化不良、急性及慢性胃肠炎、肝炎、慢性胆囊炎等消化系疾病以及老年人其他系统疾病兼有消化不良、食欲不振者。

(申定珠)

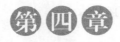

老年五脏虚证辨证概要

虚证是老年病证的重要特征。老年人由于受到机体退化、慢性损耗、多病共存等因素的作用，在增龄过程中逐渐发生脏腑精气精血亏损，造成脏腑不同程度的气、血、阴、阳等虚证，并容易出现多种虚证夹杂、因虚致实等情况，对老年人的健康状况和老年病的发生发展有着重要影响，其中五脏虚证尤为关键。

五脏虚证一直是中医理论探索与临床实践的重点，历代中医文献对五脏虚证辨证治疗有着丰富的记载。近几十年，中医对五脏虚证开展了大量研究，并先后对五脏虚证的辨证形成了多项参考标准，其中影响较大的有 1986 年中国中西医结合学会虚证与老年病专业委员会制订的《中医虚证辨证参考标准》、1997 年颁布的国家标准《中医临床诊疗术语证候部分》、2008 年中华中医药学会中医诊断学分会制订的《中医常见证诊断标准》、2020 年国家中医药管理局颁布的修订版《中医临床诊疗术语第 2 部分：证候》等，但这些标准都没有对老年人五脏虚证辨证作出专门规定。目前，已有的文献报道对老年人五脏虚证的特征、辨证方法的了解和阐述还不够深入系统，还没有建立符合老年人特点的五脏虚证辨证参考标准。

老年人五脏虚证具有多脏虚损、兼夹阴阳气血亏虚、因虚致实等特点，是老年病中医证候虚实夹杂、复杂多样的关键所在，老年人五脏虚证的辨证对于临床防治老年病、改善老年人健康状况具有重要价值。鉴于目前对老年人五脏虚证的辨证尚无列为国家标准、行业标准或被广泛认可的参考标准，本章节以历代中医文献对五脏虚证的论述和近年有关五脏虚证辨证参考标准的文献著述为基础，结合编著人员长期开展中医防治老年病的临床实践经验，主要介绍符合老年人特点的五脏虚证的本脏虚证辨证方法，兼顾介绍部分重要的五脏兼夹虚证。了解熟悉老年人五脏虚证的本脏虚证及重要的五脏兼夹虚证，是掌握老年病证多脏阴阳气血虚证兼夹、虚实夹杂辨证的基础。

在临床开展中医药防治老年病、调理老年人健康状况的实践中，对老年人中医证候的辨证应综合考虑老年人多病共存、病情复杂多样、中医病证虚实夹杂、常常没有典型症状和体征，以及老年人依从性和反应性偏差、对病情描述的精准度较弱等特点，根据老年人身体基本状况及其疾病、证候的具体情况权变应用。

第一节　老年心虚证

老年心虚证是指老年人在增龄过程中发生心脏虚损并导致心主血脉、主神明等功能失司的病证，以心气虚、心阳虚、心血虚、心阴虚等证较多见，临床症状主要有心悸怔忡、胸闷、气短、乏力、失眠、健忘、面白少华等表现。

心在五行属火，位居上焦，开窍于舌，其华在面，在体合脉，在液为汗，在志为喜，联络手少阴心经，与小肠相为表里。心的主要生理功能是主血脉、主神明。《素问·六节藏象论》："心者，生之本，神之处也；其华在面，其充在血脉，为阳中之太阳，通于夏气。"《素问·五藏生成》："诸血者皆属于心。"《素问·痿论》："心主身之血脉。"《素问·灵兰秘典论》："心者，君主之官也，神明出焉。"《灵枢·本神》："所以任物者谓之心，心有所忆谓之意，意之所存谓之志，因志而存变谓之思，因思而远慕谓之虑，因虑而处物谓之智。"《灵枢·邪客》："心者，五藏六府之大主也，精神之所舍也。"人进入老年期后，心脏的生理功能和形质状态是否正常，对老年人全身血脉流畅与气血充盈、心脏搏动、神志活动、体能状况等方面有着重要影响。

老年人由于增龄过程中的退行性改变以及慢性疾病、劳倦过度、缺乏合理膳食营养与运动锻炼、情志紧张焦虑等因素影响，引起心气、心阳、心血、心阴等不足，逐渐造成心的生理功能减退和形质状态衰弱，可导致血脉通利失调、血液运行障碍、气血濡养不足、心脏搏动异常、情绪波动及心理障碍等病变。心主血脉，是指心具有推动和维持血液运行、保障脉道充盈与通利的功能，心脏通过有规律的自主搏动，使血液在脉道中循环运行、营养全身，主宰各系统器官组织的生命活动。心主神明，是指心具有统率感觉、记忆、思维、意念、情感、行为等精神活动的功能，心为一身之主，支配和调节其他脏腑，其统领的神明活动直接影响全身脏腑之治与乱。《素问·灵兰秘典论》："主明则下安，以此养生则寿，殁世不殆……主不明则十二官危，使道闭塞而不通，形乃大伤，以此养生则殃。"老年人发生心脏虚损引起心主血脉功能失司，可出现心悸怔忡、胸闷、胸痛、气短、乏力、面色少华等表现。老年人发生心脏虚损引起心主神明功能异常，可出现失眠、夜寐多梦、健忘、表情淡漠、反应迟缓、少言懒动、情绪波动等表现。

老年心虚证在老年人群中多见于心悸、胸痹、不寐、健忘、虚劳等病证，以及慢性心力衰竭、冠状动脉粥样硬化心脏病、心律失常、睡眠障碍、阿尔茨海默病、轻度认知功能障碍、血管性痴呆、记忆障碍等疾病。

一、老年心气虚证

1. 证候表现

以心悸、气短、倦怠易乏、自汗、活动或劳累后加重为主要表现，可兼有惊悸或怔忡、胸闷、畏风怕冷、神萎懒言懒动、健忘、面色淡白等表现。舌质淡，舌苔白，脉虚弱或结代。

2. 病机分析

老年心气虚证，多因心脏随增龄退化、平时对养心护心不重视或不恰当以致心气渐亏，以及劳倦过度、缺乏合理膳食营养与运动锻炼、紧张焦虑情绪以及慢性疾病等因素造成心气耗损，以心失所养致使心脏本身机能低下、心气推动全身活动能力不足表现为主要特点。心气亏虚、无力推动血液运行，气血充盈心脉不足而使心失所养，致使心脏搏动加快以利血行，故见心悸（亦称心慌），重则惊悸或怔忡、脉结代；心气不足，贯注心肺之宗气行血无力，则胸闷、气短；汗为心之液，《素问·宣明五气》："五脏化液，心为汗。"心气亏虚、营失内守，腠理内开不固而见自汗；心主血脉，气血不能温煦濡养肢体，则倦怠易乏、畏风怕冷、面色淡白；心主神明，心气不足，神失所养，故见神萎懒言懒动、健忘；劳易耗气，心气益虚，症见活动或劳累后加重、休息后减轻；舌质淡、舌苔白、脉虚弱皆为心气虚之象。

[兼证] 心肺气虚证

心肺气虚证是指心气虚、肺气虚共见的病证，为老年人临床常见的五脏虚损兼夹病证，多由增龄退化、久病失调、劳倦过度、缺乏锻炼等因素导致。

心气虚、肺气虚可以相互影响而成心肺气虚证。心肺共居胸中，心主血脉，肺主呼吸，皆由宗气推动。宗气亦称"大气"，由肺吸入的清气和脾胃运化的水谷精气相合而成，积聚于胸中，循喉咙、走息道以司呼吸，贯注于心脉以行气血，直接影响心肺功能。《灵枢·邪客》："宗气积于胸中，出于喉咙，以贯心脉，而行呼吸焉。"心气虚则推动血行无力、血脉不利，宗气运转输布不畅，肺主呼吸、朝百脉受阻，致使肺气耗损；肺气虚则司呼吸功能下降，宗气生成及贯注心脉不足，则使心气亏耗。心肺气虚证临床症状可共见心气虚、肺气虚的表现，主要有心悸、咳喘、咯痰清稀、胸闷、倦怠易乏、自汗、畏风怕冷、动则症重等表现。

临床对老年人进行诊治时应重视心气虚、肺气虚的相互影响，对老年人心肺气虚证明确辨证后宜采取心肺同补、益气佐以活血的治疗方法。

二、老年心阳虚证

1. 证候表现

以心悸怔忡、心胸憋闷或胸痛动辄尤甚、形寒、肢冷、自汗为主要表现，可兼有气短、唇舌紫绀、倦怠乏力、嗜卧、久坐易睡、健忘、下肢浮肿、面色淡白或㿠白等表现。舌质淡或紫暗，舌苔白，脉弱或结代。

2. 病机分析

老年心阳虚证，多由心气虚进一步发展和加重、伤及心阳而成，以心气虚表现和阳虚寒盛表现为主要特点。心气损耗伤及心阳，鼓动无力，心动失常，不能温养心脉，则心悸怔忡、犹如"心中憺憺大动"（《灵枢·经脉》）；心阳亏虚，胸中阳气不展，故心胸憋闷、气短；心阳温运血行无力，心脉闭阻不通，则见胸痛动辄尤甚、唇舌紫绀；心阳亏虚、不能固摄营血，腠理内开不固而见自汗；心阳亏虚、不能温煦四肢百骸，则倦怠易乏、形寒、肢冷、面色淡白或㿠白；阳虚阴盛，阳不出表、卫气昼行阳经乏力，或因阳气无以鼓动营血养神，神气不充、神窍渐蒙，则见嗜卧、久坐易睡、健忘；阳虚水泛，则下肢浮肿；舌质淡或紫暗、舌苔白、脉弱或结代，皆为阳虚寒盛之征。

三、老年心血虚证

1. 证候表现

以心悸怔忡、失眠、夜寐多梦、头晕、口唇色淡为主要表现,可兼有动易晕仆、健忘、面色淡白无华或萎黄等表现。舌质淡,脉细弱或结代。

2. 病机分析

老年心血虚证,多由心脏随增龄退化、平时对养心护心不重视或不恰当以致心血渐亏,以及多思多虑、劳倦过度、饮食营养不足以及慢性疾病等因素造成心血耗损,以心失所养致使心脏本身功能低下、心血上荣头面不足等表现为主要特点。心血虚,营血濡养心脏自身不足,致使心动无力而见心悸、重则怔忡;心失所养、心神不宁,或因心脉充盈不足,营血不得荣养周身而使阳不入阴、营卫失和,故见失眠、夜寐多梦、心烦易躁,《灵枢·营卫生会》:"老者之气血衰,其肌肉枯,气道涩,五藏之气相搏,其营气衰少,而卫气内伐,故昼不精,夜不瞑。"面为心之华色,心血亏虚,不能上荣于头面部,故见头晕、动易晕仆、口唇色淡、健忘、面色淡白或萎黄、舌质淡;心主血脉,血虚不能充盈脉道,故脉细弱。

[兼证] 心脾两虚证

老年人心脾两虚证是指心血虚、脾气虚共见的病证,主要由多思多虑、劳倦过度以及增龄退化、久病失调等因素导致。

心血虚、脾气虚可相互影响而成心脾两虚证。心为五脏六腑之大主,主血脉、行营血而濡养全身,心血虚则血脉不充,营血濡养脾气不足,以致脾气亏虚;脾为气血化生之源,主运化、传输精微,脾气虚则运化乏力,精微化生气血养心不足、劳心耗血过多,以致心血亏虚。心脾两虚证临床症状可共见心血虚、脾气虚的表现,主要有心悸怔忡、失眠、夜寐多梦、头晕目眩、食欲减退、倦怠易乏、形体消瘦、面色少华等表现。

临床对老年人进行诊治时应重视心血虚、脾气虚的相互影响,对老年人心脾两虚证明确辨证后宜采取心脾同治、气血双补的治疗方法。

四、老年心阴虚证

1. 证候表现

以心悸怔忡、心烦易躁、失眠、夜寐多梦、口咽干燥、潮热为主要表现,可兼有五心烦热、盗汗、颧红、口舌生疮等表现。舌质红,舌苔少,脉细数。

2. 病机分析

老年心阴虚证,多由心血虚进一步发展和加重、伤及心阴而成,以心血虚表现和阴虚兼夹虚火表现为主要特点。心阴虚,心失营血濡养、心动无力,则心悸、怔忡;营血亏虚、阳不入阴,以致营卫失和,则见失眠、夜寐多梦、心烦易躁;阴虚则阳亢,虚火内蒸、扰动营阴,故见五心烦热、潮热、盗汗;心开窍于舌,其华在面,心阴亏虚不能制阳、虚火上炎,烁津耗液,而见口咽干燥、颧红、口舌生疮、舌质红苔少;营血不能充盈脉道,阴虚内热,故脉细数。

第二节　老年肺虚证

老年肺虚证是老年人在增龄过程中发生肺脏虚损并导致肺主气、司呼吸、主宣发和肃降、通调水道、朝百脉、主治节等功能失常的病证,以肺气虚证、肺阴虚证较多见,临床症状主要有咳嗽、咯痰、气短、喘促、易感冒等表现。

肺在五行属金,位居胸中,开窍于鼻,其华在毛,在体合皮,在液为涕,在志为忧,联络手太阴肺经,与大肠相为表里。肺的主要生理功能是主气、司呼吸、主宣发和肃降、通调水道、朝百脉、主治节。《素问·六节藏象论》:"肺者,气之本,魄之处也;其华在毛,其充在皮,为阳中之太阴,通于秋气。"《素问·五藏生成》:"诸气者皆属于肺。"《素问·痿论》:"肺主身之皮毛。"《素问·灵兰秘典论》:"肺者,相傅之官,治节出焉。"人进入老年期后,肺脏的生理功能和形质状态是否正常,对老年人呼吸运动、防御和抵抗外邪、气血运行、水液调节等方面都有着重要影响。

老年人由于增龄退行性改变以及慢性疾病、反复感受外邪、咳嗽日久、劳倦过度、缺乏合理膳食营养与运动锻炼、情志悲忧抑郁等因素耗损肺脏,引起肺气、肺阴等不足,逐渐造成肺的生理功能减退和形质状态衰弱,可导致呼吸功能减弱、气的生成和升降出入失常、血液运行障碍、水液代谢不利以及抵御外邪能力下降等病变。肺主气、司呼吸,是指肺具有主呼吸之气、主一身之气的功能,肺是体内外气体交换的场所,通过吸入清气与呼出浊气,主持气的生成、调节气的升降出入运动。肺主宣发和肃降、通调水道,是指肺通过呼吸运动使气向上宣发与向下通降以保持气机的调达、呼吸道的通畅,并使气、水液与精微物质向全身及卫表皮毛布散。肺朝百脉、主治节,是指肺通过呼吸运动掌控气的升降出入,可以治理和调节全身血液、津液等物质的运行输布。老年人发生肺脏虚损引起肺主气、司呼吸功能失司,可出现咳嗽、咯痰、气短、喘促、易感冒等表现。老年人发生肺脏虚损引起肺主宣发和肃降、通调水道功能减退,可出现咳喘、咯痰、胸胁胀满、水肿等表现。老年人发生肺脏虚损引起肺朝百脉、主治节功能失常,可出现咳嗽、喘促、咯痰、咯血等表现。

老年肺虚证在老年人群中多见于感冒、咳喘、肺痿、肺痨、痰饮、咳血、衄血、虚劳等病证,以及上呼吸道感染、慢性阻塞性肺疾病、特发性间质性肺炎、支气管哮喘、肺结核、肺肿瘤等疾病。

一、老年肺气虚证

1. 证候表现

以咳嗽无力、咳声轻弱、咯痰清稀、气短、动则喘促、倦怠易乏为主要表现,可兼有畏风怕冷、易感冒、自汗、语声低微、喉有鼾声、神萎懒言、面白少华等表现。舌质淡,舌苔白,脉弱。

2. 病机分析

老年肺气虚证,多因肺脏随增龄退化、平时对养肺益气不重视或不恰当以致肺气渐亏,以及久病、劳倦、少动等因素造成肺气耗损,以肺司呼吸、主宣发肃降等功能减弱以及宗气不足、防御和抵抗外邪能力下降等表现为主要特点。老年人肺叶形质渐衰,肺司呼吸、主宣发和肃降功能减弱,或有肺气上逆,故见咳嗽无力、气短、动则喘促;肺失宣肃、无力通调水道,水液停聚为痰、壅塞气道,则咯痰清稀、喉有鼾声;宗气"出于肺,循喉咽"(《灵枢·五味》),肺气实则宗气盛、声音响亮,肺气虚弱则宗气不盛、声音低怯,故见咳声轻弱、语声低微;肺主皮毛,《素问·五藏生成》:"肺之合皮也,其荣毛也。"肺气亏虚、荣养卫表皮毛不足、腠理不密、开合失调,或有卫外无力,则畏风怕冷、易感冒、自汗;肺气虚,朝百脉、主治节无力,气血荣养全身不足,则见倦怠易乏、神萎懒言、面白少华、舌质淡、舌苔白、脉弱。

二、老年肺阴虚证

1. 证候表现

以咳嗽无痰或痰少而黏、气短、口咽干燥、潮热为主要表现,可兼有五心烦热、盗汗、颧红、声音嘶哑、呛咳、痰中带血或咯血、胸痛、形体消瘦、大便干结等表现。舌质红,舌苔少津,脉细数。

2. 病机分析

老年肺阴虚证,多因肺脏随增龄退化、平时对养肺润肺不重视或不恰当引起肺阴渐亏,以及久病、热病、劳倦等因素造成肺阴耗损,以肺司呼吸功能减弱、肺气失于宣发和肃降、通调水道不利以及虚热内炽等表现为主要特点。肺叶娇嫩、性喜柔润,肺脏阴津不足、失于濡润,清肃之令不行、气机上逆而为干咳、呛咳、气短;肺阴亏虚、宣肃行水不力,水液停聚为痰;阴虚生热,肺为热蒸,烁津炼液而见痰少质黏;肺络受灼,络伤血溢则痰中带血或咯血、胸痛;阴虚津亏不能上承滋润咽喉,则口咽干燥、声音嘶哑;阴虚阳胜,水不制火,则见潮热、五心烦热、颧红等虚火内炽之象;热扰营阴,热逼津液外泄而见盗汗;肺主皮毛,阴虚不能濡养卫表皮毛、滋润肌肤,则形体消瘦;肺与大肠相表里,肺阴亏虚,不能下润大肠,则大便干结;舌质红、舌苔少津、脉细数,为阴虚内热之象。

[兼证] 肺肾阴虚证

肺肾阴虚证是指肺阴虚、肾阴虚共见的病证,为老年人临床常见的五脏虚损兼夹病证,主要由增龄退化、久病失调、劳倦过度等因素导致。

肺阴虚、肾阴虚可以相互影响而成肺肾阴虚之证。肺属金、肾属水,金水相生,肺肾阴液相互滋养,肺阴虚则肺金不能清肃下行以滋肾,肾阴虚则肾精不能气化上润以养肺。肺肾阴虚证临床症状可共见肺阴虚、肾阴虚以及阴虚火旺等症状,主要有咳嗽痰少或痰中带血、口咽干燥、声音嘶哑、腰膝酸痛、耳鸣、头晕目眩以及五心烦热、盗汗、潮热、颧红等表现。

临床对老年人进行诊治时应重视肺阴虚、肾阴虚的相互影响,对老年人肺肾阴虚证明确辨证后宜采取金水相生、肺肾同补的治疗方法。

第三节　老年脾虚证

老年脾虚证是老年人在增龄过程中发生脾脏虚损并导致脾主运化、主升清、主统血等功能失司的病证,以脾气虚证、脾阳虚证较多见,临床症状主要有食欲减退、腹胀、大便溏薄、肠鸣、倦怠易乏、面色萎黄、水肿等表现。

脾在五行属土,位居中焦,开窍于口,其华在唇,在体合肌肉,在液为涎,在志为思,联络足太阴脾经,与胃相为表里。脾的主要生理功能是主运化、主升清、主统血。《素问·痿论》:"脾主身之肌肉。"《素问·灵兰秘典论》:"脾胃者,仓廪之官,五味出焉。"元代滑寿《读素问钞》:"脾者,仓廪之本,营之居也,其华在唇四白,其充在肌。"人进入老年期后,脾脏的生理功能和形质状态是否正常,对老年人饮食营养消化与吸收、排便、水液代谢、肌肉及体能状况等方面有着重要影响。

老年人由于增龄退行性改变以及慢性疾病、饮食不节、劳倦过度、情志多思忧虑等因素耗损脾脏,引起脾气、脾阳等不足,逐渐造成脾的生理功能减退和形质状态衰弱,可导致运化水谷功能失调、清气不升、统血乏力以及阴寒内生、水湿内停等病变。脾主运化,是指脾具有运化水谷、运化水液的功能,脾将胃受纳腐熟的饮食水谷化为精微物质、转运输送到全身,并吸收、转输和布散饮食水谷中的水液,进而化生气、血、津液,故称脾为后天之本、脾为气血生化之源。脾主升清,是指脾具有运化升发精微物质上输心肺、化生气血以营养全身的功能,以升为健是脾脏功能的重要特点。脾主统血,是指脾具有统摄、控制血液运行的功能,脾运化水谷精微而成营气,营气入脉生血摄血,脾以气的固摄而统血。老年人发生脾脏虚损引起脾主运化功能失司、脾失健运,可出现食欲减退、腹胀、倦怠乏力、少气懒言、肠鸣、大便溏薄、水肿等表现。老年人发生脾脏虚损引起脾主升清功能减退、脾不升清,可出现神疲乏力、头晕、大便溏薄、肠鸣、脘腹坠胀、脱肛等表现。老年人发生脾脏虚损引起脾主统血功能异常、脾不统血,可出现便血、吐血、尿血、肌衄、齿衄等表现。

老年脾虚证在老年人群中多见于胃痞、胃脘痛、泄泻、便秘、呕吐、呃逆、痰饮、吐血、便血、虚劳等病证,以及老年慢性胃炎、便秘、消化性溃疡、胃食管反流病、肠易激综合征等疾病。

一、老年人脾气虚证

1. 证候表现

以食欲减退、脘腹易胀纳后尤甚、大便溏薄、倦怠易乏为主要表现,可兼有脘腹坠胀、肠鸣、肛门坠重、神萎懒言、头晕、面色萎黄、肢体浮肿、形体消瘦以及便血、肌衄、齿衄等表现。舌质淡,舌苔白,脉缓弱。

2. 病机分析

老年脾气虚证,多因脾胃随增龄退化、平时对健脾益气不重视或不恰当以致中气亏虚,以及久病、饮食不节、劳倦过度、情志失调等因素造成脾气耗损,以脾失健运、胃失和降、气血生成不足等表现为主要特点,可兼有中气下陷、脾不统血等表现。脾胃相为表里,脾气不足、运化无力,胃腑受纳、腐熟水谷与通降功能减退,故见食欲减退、脘腹易胀,进食则令脾胃运化失健愈困而见纳后尤甚;脾气虚弱,水谷不化,流注肠中而见大便溏薄,清阳不升甚至中气下陷,则脘腹坠胀、肠鸣、肛门坠重,《素问·阴阳应象大论》:"清气在下,则生飧泄;浊气在上,则生䐜胀。"水谷化生精微不力,气血生成不足,形体失养,则见倦怠易乏、神萎懒言、头晕、面色萎黄、形体消瘦;脾虚运化水液不力,水湿停滞、浸淫肌表,则肢体浮肿,《素问·至真要大论》:"诸湿肿满,皆属于脾。"脾气不足、固摄失权,脾不统血而致血溢脉外,则见便血、肌衄、齿衄。舌质淡、舌苔白、脉缓弱为气虚之象。

二、老年人脾阳虚证

1. 证候表现

以食欲减退、腹胀腹痛喜温喜按、大便溏薄或有完谷不化、四肢不温、畏寒怕冷、倦怠易乏为主要表现，或有脘腹坠胀、肛门坠重、肠鸣、神萎懒言、头晕、肢体困重、肢体浮肿、小便不利、面色萎黄等表现。舌质淡胖，舌苔白润，脉虚缓或沉迟无力。

2.病机分析

老年脾阳虚证，多因脾胃随增龄退化、平时对健脾温中调养不重视或不恰当引起中阳渐耗，以及久病、饮食不节、劳倦过度、情志失调等因素造成脾阳耗损，以脾失健运、阴寒内生等表现为主要特点。脾主升主动，脾虚运化失健，则食欲减退、腹胀；脾阳不足，阳虚阴盛，寒从中生，寒凝气滞，故腹痛喜温喜按；脾阳不升，水寒之气内盛，水湿不化，流注肠中，故大便溏薄、脘腹坠胀、肛门坠重、肠鸣，且便溏较脾气虚更为稀薄，甚则完谷不化；脾化精微生成气血温养头身四末，脾阳亏损失运则气虚血衰、滋养温煦失职，所以四肢不温、畏寒怕冷、倦怠易乏、神萎懒言、头晕；中阳不振，脾运水液不力，水湿内停，流溢肌肤，则肢体困重、甚则浮肿，《素问·至真要大论》："诸湿肿满，皆属于脾。"舌质淡胖、舌苔白润、脉虚缓或沉迟无力，皆为阳虚、水寒之气内盛之象。

[兼证] 脾肾阳虚证

脾肾阳虚证是指脾阳虚、肾阳虚共见的病证，为老年人临床常见的五脏虚损兼夹病证，主要由增龄退化、久病失调、劳倦过度等因素导致。

脾阳虚、肾阳虚可以相互影响而成脾肾阳虚证。脾为后天之本，肾为先天之本，脾肾阳气相互滋长、相互促进。脾阳亏虚、运化失司，则精微不足以奉肾培元，而致脾病及肾；肾阳亏虚、温煦乏力，则真元不足以资脾健运，而致肾病及脾。脾肾阳虚证临床症状可共见脾阳虚、肾阳虚表现和虚寒内生、水湿停聚或泛滥等表现，主要有大便溏薄、久泄、五更泄泻、腰膝酸痛、畏寒肢冷腰膝以下尤甚、肢体浮肿、面目浮肿、小便不利或小便清长等表现。

临床对老年人进行诊治时应重视脾阳虚、肾阳虚的相互影响，对老年人脾肾阳虚证明确辨证后宜采取温补脾肾、益火补土、培土制水等治疗方法。

第四节　老年肝虚证

老年肝虚证是指老年人在增龄过程中发生肝脏虚损并导致肝主疏泄、主藏血等功能失常的病证,以肝血虚证、肝阴虚证较多见,临床症状主要有头晕、目眩、目干目涩、视力减退、夜寐不安、梦多、耳鸣、肢体麻木、爪甲干枯、手足震颤等表现。

肝在五行属木,位于右胁之内,开窍于目,其华在爪,在体合筋,在液为泪,在志为怒,联络足厥阴肝经,与胆相为表里。肝的主要生理功能是主疏泄、主藏血。《素问·六节藏象论》:"肝者,罢极之本,魂之居也;其华在爪,其充在筋,以生血气。"《素问·痿论》:"肝主身之筋膜。"《素问·灵兰秘典论》:"肝者,将军之官,谋虑出焉。"《素问·五藏生成》:"肝受血而能视。"人进入老年期后,肝脏的生理功能和形质状态是否正常,对老年人气机调畅、睡眠质量、情绪心理状况、视力与听力等方面有着重要影响。

老年人由于增龄退行性改变以及慢性疾病、情志急躁易怒、劳倦过度、饮食不节等因素耗损肝脏,引起肝血、肝阴等不足,逐渐造成肝的生理功能减退和形质状态衰弱,可导致以气机失调、阴血濡养不足、扰动内风为主的病变。肝主疏泄,是指肝具有疏导、通泄气机的功能,肝属木、喜条达,是全身气机调畅、血液运行和津液输布以及情志活动调节的枢纽,也是促进脾胃运化、胆腑分泌和排泄胆汁的关键。肝主藏血,是指肝具有贮藏血液和调节血量的功能,肝是全身血液贮藏的场所,并根据不同生理状况调节分配血液对各系统的供应,"肝藏血,心行之,人动则血运于诸经,人静则血归于肝脏。"(唐代王冰《补注黄帝内经素问》)老年人发生肝脏虚损引起肝主疏泄功能减退,可出现郁闷不舒、烦躁易怒、胆怯易惊、胁肋隐痛、食欲不振等表现。老年人发生肝脏虚损引起肝主藏血功能异常,可出现目干目涩、视力减退、夜盲、肢体麻木、筋脉拘挛、面白少华、爪甲干枯、手足蠕动、夜寐不安等表现。

老年肝虚证在老年人群中多见于眩晕、不寐、郁证、胁痛、虚劳、中风、颤证、痉证等病证,以及高血压病、帕金森病、中风后遗症、腔隙性脑梗死、脑萎缩、老年性聋、慢性肝病、抑郁症、焦虑症等疾病。

一、老年人肝血虚证

1. 证候表现

以头晕、目眩、目干目涩、视力减退、夜寐不安、梦多、肢体麻木为主要表现,可兼有夜盲、耳鸣、爪甲干枯、手足震颤、手足蠕动、足胫拘挛、胆怯易惊等表现。舌淡苔白,脉细无力。

2. 病机分析

老年肝血虚证,多因肝脏随增龄退化、平素对养肝护肝不重视或不恰当以致肝血渐亏,以及久病、情志失调、劳倦过度、饮食不节等因素造成肝血耗损,以肝藏血失司、血虚濡养不足、扰动内风等表现为主要特点。肝经上行连目系、出于额、与督脉会于巅,肝藏血不足,不能循经上养头目、濡养全身,则见头晕、目眩、目干目涩、耳鸣、视力减退、夜盲、肢体麻木、爪甲干枯;肝藏血、血舍魂,血虚不能安神定志、魂不守舍,故夜寐不安、梦多、胆怯易惊;血虚扰动内风则手足震颤、手足蠕动、足胫拘挛;舌淡苔白、脉细无力,为血虚之象。

二、老年人肝阴虚证

1. 证候表现

以头晕、目眩、目干目涩、视力减退、耳鸣耳聋、口咽干燥、潮热为主要表现,可兼有五心烦热、两颧潮红、盗汗、胁肋隐痛或胀痛、郁闷不舒、烦躁易怒、手足蠕动、手足震颤、筋惕肉瞤等表现。舌质红,舌苔少,脉弦细或数。

2. 病机分析

老年肝阴虚证,多因肝脏随增龄退化、平时对养肝护肝不重视或不恰当以致肝阴渐亏,以及久病、情志失调、劳倦过度、饮食不节等因素造成肝阴耗损,以肝阴亏虚滋养失司、阴不潜阳等表现为主要特点。肝经上行连目系、出于额、与督脉会于巅,肝阴亏虚、循经上至头目滋养不足,则头晕、目眩、目干目涩、视力减退、耳鸣耳聋;阴液亏虚不能上润,虚火耗津烁液,而见口咽干燥;不能制约肝阳升腾、虚火内蒸上炎,则潮热、五心烦热、两颧潮红;虚火内扰营阴,则为盗汗;肝阴濡养不足以致肝失疏泄,气机不调、郁而化热,可见胁肋隐痛或胀痛、郁闷不舒、烦躁易怒;肝主筋,阴血亏虚,濡养筋脉爪甲不足,引起虚风内动,则手足蠕动、手足震颤、筋惕肉瞤;舌质红、舌苔少,是阴虚生内热之征;弦脉主肝病,细脉为阴虚,数脉为有热。

［兼证］肝肾阴虚证

肝肾阴虚证是指肝阴虚、肾阴虚共见的病证，为老年人临床常见的五脏虚损兼夹病证，主要由增龄退化、久病失调、劳倦过度、情志内伤、房事不节等因素导致。

肝阴虚、肾阴虚可以相互影响而成肝肾阴虚证。肝肾同源，肝阴与肾阴相互滋生，肝阴下藏于肾，肾阴上滋肝木，肝阴虚、下损肾阴而致肾阴虚，肾阴虚、水不涵木则肝阴虚。肝肾阴虚证临床症状可共见肝阴虚、肾阴虚以及阴虚阳亢等表现，主要有头晕、目眩、耳鸣耳聋、腰膝酸软、目干目涩、视力减退、口咽干燥、潮热、五心烦热、两颧潮红、盗汗等表现。

临床对老年人进行诊治时应重视肝阴虚、肾阴虚的相互影响，对老年人肝肾阴虚证明确辨证后宜采取肝肾同补、滋水涵木的治疗方法。

第五节　老年肾虚证

老年肾虚证是指老年人在增龄过程中发生肾脏虚损并导致肾藏精、主水液、主纳气等功能失常的病证，以肾气虚、肾阳虚、肾阴虚、肾精虚等证较多见，临床症状主要有腰膝酸或痛、耳鸣耳聋、头晕、健忘、下肢酸软无力、排尿异常、性功能减退等表现。

肾在五行属水，位于腰部，左右各一，开窍于耳与二阴，其华在发，在体合骨，在液为唾，在志为恐，联络足少阴肾经，与膀胱相为表里。肾的主要生理功能是藏精、主生长发育与生殖、主水液、主纳气。《素问·六节藏象论》："肾者，主蛰，封藏之本，精之处也；其华在发，其充在骨，为阴中之少阴，通于冬气。"《素问·痿论》："肾主身之骨髓。"《素问·灵兰秘典论》："肾者，作强之官，伎巧出焉……膀胱者，州都之官，津液藏焉，气化则能出矣。"《素问·上古天真论》："肾者主水，受五脏六腑之精而藏之。"《素问·逆调论》："肾者水脏，主津液，主卧与喘也。"人进入老年期后，肾脏的生理功能和形质状态是否正常，对老年人机体各系统器官组织的能量供给、生殖机能、记忆功能、水液代谢以及呼吸运动等方面有着重要影响。

老年人由于增龄过程中的退行性改变、慢性疾病以及劳倦过度、缺乏合理膳食营养与锻炼、房事不节、情志恐慌畏惧等因素影响,引起肾气、肾阴、肾阳、肾精等不足,逐渐造成肾的生理功能减退和形质状态衰弱,可导致生殖功能下降甚至消失、水液代谢失调、呼吸异常以及机体各系统器官组织能量不足而发生功能与形质退化等病变。肾藏精,是指肾具有受纳、封藏"精"的功能,"精"包括来源于父母蕴育生殖的先天之精和来源于其他脏腑化生的后天之精,是生命产生、生长发育和保持活力的本原物质,《素问·金匮真言论》:"夫精者,身之本也。"肾封藏的"精"既是"天癸"的来源、生长发育与生殖功能的物质基础,也是机体脏腑经络、四肢百骸以及五体五官九窍生命活动能量供给的物质基础。肾主水液,是指肾具有气化津液的功能,通过对津液的蒸腾气化、分清泌浊以及控制尿液的生成与排泄,调节津液的输布与排泄,对维持体内水液代谢平衡起着重要作用。肾主纳气,是指肾具有摄纳清气的功能,与肺共同维持呼吸运动,呼吸出入之气,其主在肺、其根在肾。老年人发生肾脏虚损引起肾藏精功能下降,可出现发白发少、牙齿松脱、眉毛堕落、肌松肤燥、足痿无力、动作迟缓、男子阳痿、女子经闭等表现,《素问·上古天真论》:"女子……七七任脉虚,太冲脉衰少,天癸竭,地道不通,故形坏而无子也。丈夫……七八肝气衰,筋不能动,天癸竭,精少,肾藏衰,形体皆极;八八则齿发去。"老年人发生肾脏虚损引起肾主水液功能失司,可出现夜尿增多、小便失控或失禁、小便清长、小便不畅等排尿异常以及水肿等表现。老年人发生肾脏虚损引起肾纳气功能减退、不能助肺吸入清气,可出现气短、喘促、吸气困难等表现。

老年肾虚证在老年人群中多见于虚劳、腰痛、骨痿、耳聋耳鸣、眩晕、水肿、癃闭等病证,以及衰弱综合征、骨骼肌减少症、骨质疏松症、膝骨关节炎、老年性聋、泌尿道感染、前列腺增生症、慢性肾功能不全、阿尔茨海默病等疾病。

一、老年肾气虚证

1. 证候表现

以腰膝酸软或痛、耳鸣耳聋、小便频短、倦怠易乏、健忘为主要表现,可兼有头晕、神萎懒言、下肢酸软无力、动作迟缓、牙齿松脱、发脱眉落、排尿无力、尿易失禁、尿后余沥、气短、呼多吸少、咳喘、动则喘促等表现。舌质淡或胖、舌苔白,脉细或弱、尺部无力。

2. 病机分析

老年肾气虚证,多因肾脏随增龄退化、平时对养肾护肾不重视或不恰当以致肾气渐亏,以及久病失调、劳倦过度、房事不节等因素造成肾气耗损,以肾中精气充养全身不足、肾司作强与伎巧乏力、肾气摄纳失权等表现为主要特点。腰为肾之府,肾气亏虚,腰府失养,则腰膝酸软或痛;肾开窍于耳,《灵枢·脉度》:"肾气通于耳,肾和则耳能闻五音矣。"肾气亏虚,耳窍失养,则耳鸣耳聋;肾主水液气化,肾与膀胱相表里,肾气亏虚,气化失权、开合失司,膀胱失约,则致小便频短、排尿无力、尿易失禁、尿后余沥;肾生髓、脑为髓之海,肾虚不能上充脑髓则健忘、头晕;肾为作强之官、伎巧出焉,肾气亏虚,司作强与伎巧乏力,则倦怠易乏、神萎懒言、下肢酸软无力、动作迟缓;肾主骨、齿为骨之余,骨髓失养则牙齿松脱;肾藏精、以发为华色,发为血之余,精血同源相生,肾虚则发失充养,故见发脱眉落;肾为封藏之本、气之根、主纳气,肾虚摄纳失权,清气不能下达肾元,故气短、呼多吸少、咳喘、动则喘促;舌质淡或胖、舌苔白、脉细或弱尺部无力为肾虚之象。

二、老年肾阴虚证

1. 证候表现

以腰膝酸软或痛、耳鸣耳聋、头晕、目眩、口咽干燥、潮热为主要表现,可兼有五心烦热、颧红、盗汗、形体消瘦、失眠多梦、小便短黄、大便干结等表现。舌质红,舌苔少,脉细数。

2. 病机分析

老年肾阴虚证,多因肾脏随增龄退化、平时对养肾护肾不重视或不恰当以致肾阴渐亏,以及久病失调、劳倦过度、房事不节等因素造成肾阴耗损,以肾阴亏虚、水火失济、虚火内蒸上炎等表现为主要特点。肾藏精、主骨生髓,腰为肾之府,脑为髓之海,耳为肾之清窍,肾阴亏虚,腰膝骨髓失于滋养则腰膝酸软或痛,上充清窍不足则耳鸣耳聋、头晕、目眩;阴虚不能制阳、虚火内蒸上炎,扰动营阴,烁津耗液,则见口咽干燥、五心烦热、潮热、颧红、盗汗、形体消瘦等阴虚内热之象；肾为水脏、心为火脏，肾阴亏虚、不能上交于心，水火失济，心火偏亢、扰动心神，故见失眠多梦；肾开窍于二阴，肾阴不足、虚热内炽，尿液化源不足、肠液枯涸，则小便短黄、大便干结；舌质红苔少、脉细数为阴虚内热之象。

三、老年肾阳虚证

1. 证候表现

以腰膝酸痛、畏寒肢冷腰膝以下尤甚、夜尿频数、小便清长或频短、尿易失禁、性功能减退为主要表现，或有神萎懒言、久坐易睡、头晕、大便溏泄、五更泄泻、肢体浮肿、心悸喘促等表现。面色㿠白或黧黑。舌质淡或胖，舌苔白，脉沉弱，尺部无力。

2. 病机分析

老年肾阳虚证，多因肾脏随增龄退化、平时对养肾护肾不重视或不恰当以致肾阳渐亏，以及久病失调、劳倦过度、房事不节等因素造成肾阳耗损，以肾阳亏虚、温煦不足、阴寒内生等表现为主要特点。肾阳亏虚，命门火衰，温养乏力，阴盛于下，故见腰膝酸痛、畏寒肢冷腰膝以下尤甚；肾主水液功能失司，元阳气化失职，肾关不固、开合失度，则夜尿频数、小便清长或频短、尿易失禁，或由水湿泛溢而见肢体浮肿；肾藏精、主生殖功能下降，天癸枯竭，则性功能减退；肾阳亏虚，火不生土，脾失健运，则见大便溏泄、五更泄泻；阳虚阴盛，阳不出表、卫气昼行阳经乏力，则见神萎懒言、久坐易睡；阳虚不能温运气血上荣于面，血络失充，清窍失养，故见头晕、面色㿠白或黧黑；阳虚阴盛，水气凌心、上逆犯肺，致使心神不安、肺失宣肃，则心悸喘促；舌质淡或胖、舌苔白、脉沉弱尺部无力为阳虚阴盛之象。

四、老年肾精虚证

1. 证候表现

以腰膝酸痛、耳鸣耳聋、头晕目眩、健忘、足痿无力、性功能减退为主要表现，可兼有动作迟缓、步态蹒跚或跌冲、牙齿松脱、发脱眉落、夜寐早醒、神识呆钝、骨折难以愈合等表现。舌质淡,脉细弱,尺部无力。

2. 病机分析

老年肾精虚证,多因肾脏随增龄退化、平时对养肾护肾不重视或不恰当以致肾精渐亏,以及久病失调、劳倦过度、房事不节等因素造成肾精耗损,以肾精充养全身不足、肾司作强与伎巧乏力、肾主生殖功能下降等表现为主要特点。肾藏先天之精、后天之精,精为生命蕴养之本,肾精亏虚,滋养腰府不足,则腰膝酸痛;肾虚、耳窍失养,则耳鸣耳聋;肾主骨生髓、齿为骨之余,骨髓失养则足痿无力、牙齿松脱、骨折难以愈合,脑为髓之海,脑髓失养则头晕、健忘、神识呆钝;肾精亏虚,天癸枯竭,肾主生殖功能下降,则性功能减退;肾以发为华色,发为血之余,精血同源相生,肾虚则发失充养,故见发脱眉落;肾精亏虚,作强乏力、伎巧失用,则动作迟缓、步态蹒跚或跌冲;精虚则营失化源,营阴内守失职,未及平旦营阴已尽、卫阳内伐,故见夜寐早醒;舌质淡、脉细弱尺部无力为肾虚之象。

（陈川）

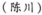

中 医 老 年 医 学 精 要

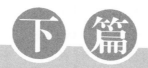
下 篇

常见老年病证临床诊治

老年胸痹

　　老年胸痹系老年人胸部闷痛,甚则胸痛彻背、短气、喘息不得卧为主症的一种病证。轻者仅感胸闷如窒,呼吸欠畅。重者则胸痛彻背,背痛彻心,可伴有肢冷汗出,喘不得卧,唇青肢厥等症。

　　《黄帝内经》将本病归于"心",称为"心痛"等。《灵枢·五邪》:"邪在心,则病心痛。"《素问·藏气法时论》:"心病者,胸中痛,胁支满,胁下痛,膺背肩甲间痛,两臂内痛。"《素问·痹论》:"心痹者,脉不通,烦则心下鼓,暴上气而喘。"《素问·缪刺论》又有"厥心痛""卒心痛"之称。《灵枢·厥病》把心痛重症称为"真心痛",谓:"真心痛,手足青至节,心痛甚,旦发夕死,夕发旦死。"胸痹病名始见于《金匮要略》,张仲景把本病的病因病机归纳为"阳微阴弦",即上焦阳气不足,下焦阴寒气盛,阴乘阳位则形成本病。治疗上以宣痹通阳为主,所载方药沿用至今。如《金匮要略·胸痹心痛短气病脉证治》:"胸痹之病,喘息咳唾,胸背痛,短气,寸口脉沉而迟,关上小紧数,栝蒌薤白白酒汤主之。""胸痹不得卧,心痛彻背者,栝蒌薤白半夏汤主之。"《太平圣惠方》将本病"病源"归为"脏虚而邪客之",并收入了30余首"治胸痹诸方",芳香、温通、辛散之品,每与益气、养血、滋阴、温阳之品互用,标本兼顾。《世医得效方》提出用苏合香丸"治卒暴心痛",丰富并奠定了芳香开窍治疗本病证的方法。后世医家总结前人经验,提出活血化瘀治疗方法,如《证治准绳》言:"如包络引邪入于心之正经,藏而痛者,则谓之真心痛……血因邪泣在络而不行者痛,血因邪胜而虚者亦痛。"提出用大剂量桃仁、红花、降香、失笑散等治疗死血心痛。此外,《时方歌括》用丹参饮治疗心腹诸痛,《医林改错》用血府逐瘀汤治疗胸痹心痛等,也为治疗本病证开辟了新的途径。

　　本病多与西医学中的冠状动脉粥样硬化性心脏病、高血压心脏病、心肌病等心脏疾病相关,部分呼吸系统疾病出现胸部闷痛时亦可参考本章辨证论治。

一、病因病机

　　本病的病机有虚实两方面,实为寒凝、气滞、血瘀、痰浊,阻遏心阳,痹阻心脉;虚为心脾肝肾亏虚,功能失调。老年人胸痹多为本虚标实、虚实夹杂之证。胸痹的发生多与寒邪内侵、饮食不当、情志失调、年老体虚等因素有关。老年人素体阳虚或胸阳不振,寒邪内侵,寒凝气滞,痹阻胸阳,发为胸痹;年老脾胃亏虚或因饮食不节,脾胃受损,运化失司,湿聚为痰,上犯心胸,心脉痹阻,遂成本病;忧思恼怒,脾虚气结则津液不得输布,聚而为痰;肝失疏泄,气机郁滞,或气郁化火灼津为痰,使血行失畅,发为胸痹。年老体衰,或久病肾亏,肾气渐衰,如肾阳虚衰则不能鼓动五脏之阳,引起心气不足或心阳不振,血脉失于温煦,则凝滞不通,发为胸痹;肾阴亏虚则不能滋养五脏之阴,可使心阴亏损,血流涩滞,心脉瘀阻,发为胸痹。老年人心气不足,运血无力,血流不畅,瘀阻心脉,也可产生胸痹。

二、中医辨证

老年胸痹由于年龄、久病等因素,多在本虚的基础上形成标实,临床表现常以虚证为主,多见气虚、阴虚及阳虚,并可有寒凝、痰浊、气滞血瘀、水饮等兼证。

1. 心气虚证

胸闷隐痛,心悸气短,动则益甚,舌质淡,脉细弱。可伴有倦怠乏力,面色淡白或㿠白,易汗出等症。

2. 心阴虚证

胸闷胸痛,心悸怔忡,五心烦热,盗汗,舌红少津,脉细数。可伴有失眠多梦,腰膝酸软,头晕耳鸣,口干便秘等症。

3. 心阳虚证

胸闷气短,甚则胸痛彻背,心悸,汗出,畏寒肢冷,舌质淡白或紫暗,苔白,脉弱或沉细。可伴有面色㿠白,腰酸乏力,唇甲淡白或青紫等症。

4. 兼证

(1)兼寒凝:胸痛彻背,感寒痛甚,胸闷气短,心悸,重则喘息,不能平卧,舌苔白,脉沉细。可伴有面色苍白,四肢厥冷等症。

(2)兼痰浊:胸闷如窒而痛,或痛引肩背,气短喘促,苔白腻,脉滑。可伴有形体肥胖,肢体困重,痰多等症。

（3）兼气滞血瘀：心胸疼痛剧烈，如刺如绞，固定不移，入夜更甚，舌质暗红或紫暗，脉沉涩。时或心悸不宁，常伴有胸闷，经久不愈等症。

（4）兼水饮：胸闷心悸，眩晕，小便短少，或下肢浮肿，舌苔白滑，脉弦滑。可伴有胸脘痞满，形寒肢冷，渴不欲饮，恶心吐涎等症。

三、治疗方法

（一）常用方剂

1. 炙甘草汤

【出处】《伤寒论》。

【组成】炙甘草、人参、生地、桂枝、阿胶、麦门冬、麻仁、生姜、大枣。

【功效】益气养血，滋阴复脉。

【主治】气虚血弱，胸痹心悸。症见体羸气短，心悸，心慌，虚烦失眠，大便干结，舌光少苔，脉结代，或虚数。

本方又名"复脉汤"，是《伤寒论》中治疗心动悸、脉结代的经典方，主要用于伤寒汗、吐、下或失血后阴血不足所致之证。方中重用炙甘草为君，以其擅补心气，可安魂定魄，并可补中益脾，化生气血；人参、大枣补益心脾，滋后天之本以充气血生化之源；生地养阴补血，阿胶、麦门冬、胡麻仁甘润养血，配生地以滋心阴、养心血，共奏养心生血之效；桂枝、生姜辛温，温心阳、通血脉，使气血流畅而新血得生。

2. 独参汤

【出处】《十药神书》。

【组成】人参。

【功效】大补元气，救逆固脱。

【主治】元气大亏，阳气暴脱。症见面色苍白，肢冷汗多，呼吸衰弱，脉微欲绝。

独参汤以一味人参大补元气立方，药简功专，主要用于治疗元气欲脱、垂危之证。临床应用时可考虑加大剂量，或选用野山人参或高丽白参、红参。

3. 桂枝甘草龙骨牡蛎汤

【出处】《伤寒论》。

【组成】桂枝、炙甘草、龙骨、牡蛎。

【功效】潜阳镇惊,补心安神

【主治】胸痹心悸、心阳虚衰。症见心悸,失眠,肢冷,汗出,舌质淡红,苔薄白,脉沉迟。

桂枝甘草龙骨牡蛎汤以桂枝温通心阳、甘草补益心气为主,辅以龙骨、牡蛎镇静安神、平肝潜阳。肝阳上亢之实火所致的心悸、失眠者不宜用。

4. 参附汤

【出处】《妇人良方大全》。

【组成】人参、附子。

【功效】益气回阳救脱。

【主治】元气大亏,阳气暴脱。症见胸闷气短,胸痛彻背,四肢厥逆,呼吸微弱,汗出气短,脉微弱欲绝。

参附汤为"回阳救逆、益气固脱"之要方。方中人参大补元气、益气固脱为君药;附子回阳救逆、补火助阳、散寒止痛为臣药。参附配伍,能上助心阳、下补肾阳、中健脾气,气阳同救,温而兼润,补而能固,可期峻补阳气以救暴脱之效。为气衰微欲脱之要方。

5. 血府逐瘀汤

【出处】《医林改错》。

【组成】当归、牛膝、红花、生地黄、桃仁、枳壳、赤芍药、甘草、柴胡、桔梗、川芎。

【功效】活血祛瘀,理气止痛。

【主治】瘀血凝滞。胸闷刺痛,或头痛、胸痛日久不愈,或呃逆日久不止,或内热烦闷,心悸失眠,日晡潮热等症。舌淡,苔白,脉沉迟或弦细。

本方用桃仁、红花、川芎、赤芍活血祛瘀,配合当归、生地黄活血养血,使瘀血去而又不伤血;柴胡、枳壳疏肝理气,使气行则血行;牛膝破瘀通经,引瘀血下行;桔梗入肺经,载药上行;甘草缓急,通百脉以调和诸药。本方在活血化瘀之药中配以行气之品,符合"气行则血行"之治疗原则。

6. 生脉散

【出处】《医学启源》。

【组成】麦门冬、人参、五味子。

【功效】益气生津,敛阴止汗。

【主治】胸痹虚劳,气阴两虚。症见胸闷隐痛,心悸气短、汗出乏力,口燥咽干,盗汗,舌红苔少,脉细数。

本方人参、麦门冬、五味子一补一润一敛,既可补气阴之虚,又可敛气阴之散,由此则气复津生,汗止阴存,脉得气充,则可复生,故以"生脉"名之。临床常用于心肺气虚、阴津不足之证。

7. 瓜蒌薤白白酒汤

【出处】《金匮要略》。

【组成】瓜蒌、薤白、白酒。

【功效】通阳散结,行气祛痰。

【主治】胸痹。症见胸背痛,喘息咳唾,短气,舌苔白腻,脉沉迟或紧。

方中栝楼(瓜蒌实)理气宽胸,涤痰散结,为君药;薤白通阳散结,行气止痛,为臣药;栝楼性寒而理气,薤白性温而通阳;一寒一温,相得益彰,为其配伍特点。佐以辛散温通之白酒,行气活血,以增强薤白行气通阳之功。临床应用以胸闷如窒、短气、苔白脉迟,为其辨证要点。

8. 养心汤

【出处】《古今医统大全》。

【组成】当归身、生地黄、熟地黄、茯神、人参、麦门冬、五味子、柏子仁、酸枣仁、炙甘草。

【功效】养血滋阴,宁心安神。

【主治】血虚,神失所养。症见失眠心悸,舌质淡红,苔白少津,脉细数。

养心汤以当归身、生地黄、熟地黄滋阴养血为君,茯神、五味子、柏子仁、酸枣仁养心安神为臣药,君臣相配,加强养心血、安心神之功。人参、麦门冬益气养阴,炙甘草为佐使补养心气,调和诸药。诸药合用,共奏滋阴养血、宁心安神之功。

9. 天王补心丹

【出处】《校注妇人良方》。

【组成】生地、人参、丹参、玄参、白茯苓、远志、桔梗、五味子、当归身、天门冬、麦门冬、柏子仁、酸枣仁。

【功效】滋阴清热,补心安神。

【主治】阴亏内热,心神不宁。症见虚烦少寐,心悸神疲,梦遗健忘,手足心热,大便干结,口舌生疮,舌红少苔,脉细数。

天王补心丹重用生地为君药,意在上养心血,下滋肾阴;以麦门冬、天门冬、玄参配伍当归、酸枣仁、柏子仁为臣,配合君药加强滋肾阴,养心血之功;佐以人参、五味子、茯苓、远志、丹参养心血,交通心肾;以朱砂、桔梗为使药,意在镇心安神,引药上行入心,理气宽中。

(二)单方验方及中成药

(1)人参三七琥珀粉:人参、三七、琥珀研为细末,按2:1:1的比例混匀,每服0.6克,每日2次。适用于胸痹气虚血瘀型。

(2)丁香1.5克,肉桂1克,檀香0.5克,研成细末,为1日量,分2次服。适用于胸痹寒邪凝滞型。

(3)通心络胶囊:人参、水蛭、全蝎、土鳖虫、赤芍、冰片等组成。具有益气活血、通络止痛的作用。每服3粒,每日3次。适用于心绞痛属气虚血瘀者。

(4)速效救心丸:主要成分为川芎嗪、冰片等,舌下含服5~15粒。具有活血化瘀,理气止痛之功。适用于各型胸痹。

(三)针灸及外治疗法

1.针灸疗法

(1)体针:主穴两组,交替使用:① 心俞、巨阙、心平;②厥阴俞、膻中、内关。配穴:阴虚型配三阴交或太溪,阳虚型配关元或大椎,气滞型配气海或足三里,痰阻型配丰隆或肺俞,血瘀型配膈俞或血海。手法以轻刺激为主,偏虚寒者可用灸法。针刺得气后,背部穴刮针2分钟,四肢穴留针20分钟。疗程:每日或隔日针1次,10次为1个疗程,休息3至5日可进行下一疗程。

(2)耳针:取心、肾、小肠、交感、神门、皮质下和内分泌等耳穴,每次取3~4个穴位,中等刺激,留针20分钟。

2.热熨法

川芎4.8克,乌头15,细辛15克,附子15克,羌活15克,蜀椒15克,桂心15克。共研细末,过筛,帛裹微火烤,热熨背上,胸痛止则停用。主治寒凝气滞型真心痛。

3. 膏敷法

丹参 100 克,红花 60 克,依法制成流浸膏,涂于纱布上,将药膏敷贴于心前区疼痛处,每 24 小时换药 1 次,2 周为 1 个疗程。主治气滞血瘀型真心痛。

4. 气功疗法

选强壮功或放松功,取卧式或坐式,意守丹田,自然呼吸。每日作功 2~3 次,每次 30~60 分钟。也可练铜钟功,意守内关、膻中、劳宫等穴。功前擦涌泉,按摩内关、合谷、膻中、三阴交、足三里等穴。

四、历代医论

夫胸痹心背痛者,由脏腑虚寒,风冷邪气积聚在内,上攻胸中而乘于心。正气与邪气交争,阳气不足,阴气有余,阴阳不和,邪正相击,故令心背彻痛也。(宋代王怀隐《太平圣惠方》)

房劳过多,肾虚羸怯之人,胸膈之间多有隐隐微痛,此肾虚不能约气,气虚不能生血之故。气与血犹水也,盛则流畅,少则壅滞。故气血不虚则不滞,既虚则鲜有不滞者,所以作痛。(明代王肯堂《证治准绳》)

五、名家验案

黄妪,大怒之后,即胸脘作痛,痛极则喜笑不能自禁止,笑极则厥,厥则人事不知,牙关拘紧,四肢逆冷,逾时而苏,日发十余次。脉沉涩似伏,苔薄腻。此郁怒伤肝,足厥阴之逆气自下而上,累及手厥阴经。气闭则厥,不通则痛,气复返而苏。《经》所谓"大怒则形气绝,而血菀于上,使人薄厥"是也。急拟疏通气机,以泄厥阴,止痛在是,止厥亦在是。未敢云当,明哲裁正。川郁金二钱,合欢皮一钱五分,金铃子二钱,延胡索一钱,朱茯神三钱,炙远志一钱,青龙齿三钱,沉香片五分,春砂仁八分(研),陈广皮一钱,煅瓦楞四钱,金器一具入煎,苏合香丸二粒,去壳,研末,开水先化服。(民国丁甘仁《丁甘仁医案》)

缪,六十一岁。胸脘阻蔽,脉微而痛,肢厥,得嗳稍舒。以属胸阳失其旷达使然。薤白三钱,制半夏一钱五分,郁金一钱,瓜蒌皮一钱五分,桂枝五分,延胡炒一钱,茯苓三钱。(清代也是山人《也是山人医案》)

(顾耘　徐辉　赵彦超)

老年健忘

老年健忘系老年人脑力衰弱,记忆力减退,遇事善忘的一种病证。

《黄帝内经》称本病为"善忘""喜忘",认为本病与肾、心及气血失调有关。如《灵枢·本神》指出:"肾盛怒而不止则伤志,志伤则喜忘其前言。"《素问·调经论》:"血并于下,气并于上,乱而喜忘。"《灵枢·大惑论》:"上气不足,下气有余,肠胃实而心肺虚。虚则营卫留于下,久之不以时上,故善忘也。"《巢氏病源·多忘候》称本病为"多忘",曰:"多忘者,心虚也,心主血脉而藏于神。"强调本病与心相关。自宋代《圣济总录》中称"健忘"后,病名沿用至今。《济生方》云:"夫健忘者,常常喜忘是也。盖脾主意与思,心亦主思,思虑过度,意舍不清,神官不职,使人健忘。"《三因极一病证方论·健忘证治》曰:"脾主意与思,意者记所往事,思则兼心之所为也……今脾受病则意舍不清,心神不宁,使人健忘,尽心力思量不来者是也。"提出健忘是思虑伤及心脾所致。元代朱丹溪进一步提出本病与痰相关。《丹溪心法·健忘》:"健忘,精神短少者多,亦有痰者。"至明清时期,对本病的认识渐趋深化。《类证治裁·健忘证治》:"健忘者,陡然忘之,尽力思索不来也。夫人之神宅于心,心之精依于肾,而脑为元神之府,精髓之海,实记性所凭也。"清代王清任《医林改错·脑髓说》曰:"高年无记性者,脑髓渐空。"明确指出了记忆与脑的关系。汪昂《医方集解·补养之剂》言:"人之精与志,皆藏于肾,肾精不足则志气衰,不能上通于心,故迷惑善忘也。"强调了本病与肾虚相关。《血证论》:"心有瘀血,亦令健忘。"强调健忘与血瘀相关。

老年健忘在西医学常见于老年人神经衰弱、神经症、脑动脉硬化、轻度认知功能障碍、阿尔茨海默病等疾病出现健忘症状者,可参照本病证辨证论治。

一、病因病机

老年人健忘与心、肾的关系尤为密切,以本虚标实、虚多实少、虚实兼杂者多见,历代医家多从心、肾、痰、瘀以辨治之。心主神明,为五脏六腑之大主,神明之处;肾藏精、精生髓,脑为髓之海。年老虚衰,心气渐虚及阳,无以鼓动营血养神,神气不充,神窍渐蒙,故致健忘;肾虚失藏精亏,不能上充脑髓,脑失所养,髓海渐空,故而善忘。老年人心肾既亏,因虚而致气血运行无力,津液输布不畅,内生血瘀、痰浊,脑髓空虚而受痰瘀阻络,甚则日久化热。

二、中医辨证

老年健忘临床表现以虚为主,多见心气不足、肾精亏虚,并兼有标实,可因虚致实而见夹瘀、夹痰、痰瘀日久化热等兼证表现。

1. 心气不足证

健忘,尤以近事记忆明显下降,心悸,倦怠乏力,头晕,神萎懒言,自汗。可伴有胸闷,肢冷畏风,失眠,声音低却,反应迟缓,久坐欲睡,面白少华,舌胖大或有齿印,脉虚弱无力、左寸沉细或浮大而虚。

2. 肾精亏虚证

健忘,反应迟缓,语失流畅,腰膝酸软或痛,耳鸣耳聋,头晕,足痿无力。可伴有做事颠倒,操作错误,动作迟缓,步态蹒跚或跌冲,夜寐早醒以及重则神识呆钝,亲疏不辨,头倾背曲,生活不能自理,舌质淡,脉细弱、尺部沉细无力。

3. 兼证

(1)兼夹痰:症兼痰多、吐涎、体胖、气息粗、头晕胸闷、表情淡漠、嗜睡,重则对镜自语、两目直视,舌苔腻或滑,脉沉滑或弦滑。

(2)兼夹瘀:症兼口唇紫暗、指甲或目眶隐青、四肢不温、胸闷,重则幻想幻觉、妄言谵语,舌质紫暗或有瘀点,脉细涩。

三、治疗方法

(一)常用方剂

1. 孔圣枕中丹

【出处】《千金要方》。

【组成】龟板、龙骨、远志、菖蒲。

【功效】补肾宁心,益智安神。

【主治】心肾不足。症见惊悸失眠,心神不安,舌质光红少苔,脉沉细。

本方以龟板、龙骨、菖蒲等质重沉降之品重镇安神,补肾益智,同时配伍远志养心安神,使降中有补,质重不碍胃,补而不壅滞,与黄酒同服可增强其补益心肾之功,同时可收活血行气之功。临床常用于心肾不足诸证。

2. 调心方

【出处】《林水淼学术经验撷英》。

【组成】党参、桂枝、茯苓、石菖蒲、远志、炙甘草、白芍、干姜、龙骨、牡蛎。

【功效】益气温阳,调心安神。

【主治】心气亏虚,心阳不足。症见健忘,心悸,倦怠乏力,少气懒言,表情淡漠,面色少华,肢冷畏风,静则欲睡,音低,易惊,舌淡胖,脉虚弱左寸沉细或浮大而虚。

本方以中医"心主神明"理论立法,以《千金要方》"开心散"、《伤寒论》"桂枝甘草龙骨牡蛎汤"为基础加减。党参益气安神、补中健脾,桂枝温通经脉、助阳元气,共为君药;白芍养血敛阴,炙甘草益气和中,茯苓益气安神,合为臣药;干姜温阳通脉,远志安神益智,石菖蒲醒神开窍,龙骨、牡蛎镇心敛神,共为佐使。

3. 龟鹿二仙胶

【出处】《医便》。

【组成】鹿角、龟甲、人参、枸杞子。

【功效】滋阴填精,益气壮阳。

【主治】真元虚损,精血不足。症见全身瘦削,阳痿遗精,两目昏花,腰膝酸软,久不孕育,舌淡苔白,脉缓弱。

本方为阴阳并补之剂,鹿角胶温肾壮阳,益精养血,龟甲胶填精补髓,滋阴养血,俱为血肉有情之品,共为君药;人参补元气,枸杞子补肾益精,养肝明目,同为臣药;阴阳气血并补,先天后天兼顾,峻补精髓,益气壮阳。临床常用于真元虚损,精血不足证。脾胃虚弱而食少便溏者不宜;阴虚而有内热之征者亦不宜。本方又名龟鹿二仙膏等。

4. 还少丹

【出处】《洪氏集验方》。

【组成】熟地、山药、牛膝、枸杞子、山茱萸、茯苓、杜仲、远志、五味子、石菖蒲、楮实、小茴香、巴戟天、肉苁蓉。

【功效】补肾养心，益阴壮阳。

【主治】精血虚损，心肾不足。症见腰膝酸软，失眠健忘，耳鸣目暗及未老先衰，遗精阳痿，舌淡，脉沉迟。

本方又名"真人还少丹"。主要用于治疗脾肾不足，羸瘦体衰。方用地黄、杜仲、巴戟天、肉苁蓉等补益肾精，合以茯苓、山药、远志、菖蒲、大枣补益心脾，为其配伍特点。临床应用以腰酸膝软、耳鸣目暗、健忘，为其辨证要点。偏阴虚，加生地、玄参、天麦冬；偏血虚，加当归、白芍、何首乌；脾胃不健，加人参、白术、谷芽、麦芽。

5. 洗心汤

【出处】《辨证录》。

【组成】人参、茯神、半夏、陈皮、神曲、甘草、附子、菖蒲、生枣仁。

【功效】化痰开窍，通阳扶正。

【主治】肝郁气滞，痰浊壅积，致患呆病，终日不言不语，不思饮食，忽歌忽笑，洁秽不分，亲疏不辨者。可用于治疗老年健忘兼夹痰阻脑络者。

方中人参、甘草培补中气；半夏、陈皮健脾燥湿化痰；菖蒲宣窍化痰；附子协人参、甘草助阳化气，脾阳健旺则痰湿可除；更以茯神、枣仁宁心安神；神曲和胃。本方健脾益气与祛痰并投，使痰除窍宣，神机得灵。

6. 通窍活血汤

【出处】《医林改错》。

【组成】赤芍药、川芎、桃仁、红花、生姜、麝香、老葱、大枣。

【功效】活血通窍。

【主治】头面部血瘀所致病证，如久聋，酒糟鼻，目赤疼痛，头发脱落，牙疳，白癜风，紫癜，干血痨，偏头痛等。

通窍活血汤中赤芍清热活血，当归、川芎、桃仁、红花养血活血行血，祛瘀生新，全方共奏养血活血、化瘀通络之功，从而调畅血行，导血下行，舒缓筋脉，其即所谓"治风先治血，血行风自灭"，扶正与祛邪并举。可用于治疗老年健忘兼夹血瘀脑络者。

（二）单方验方及中成药

（1）天智颗粒：由天麻、钩藤、石决明、杜仲、桑寄生、茯神、首乌藤等药物组成,每日 3 次,每次 1 袋。具有平肝潜阳、补益肝肾、益智安神功效。

(2) 复方苁蓉益智胶囊:由制何首乌、荷叶、肉苁蓉、地龙、漏芦组成,每日 3 次,每次 4 粒。具有益智养肝,活血化浊,健脑增智功效。

(3) 药膳食疗

1) 桂圆枸杞桑椹汤:桂圆肉 30 克,枸杞子 15 克,桑椹 15 克,加水煮汤服。适用于肝肾亏虚证。

2) 人参粥:人参末 3 克,冰糖少许,粳米 100 克,入米煮粥。适用于气虚证。

3) 莲子粥:莲实去壳 50 克,糯米 150 克,先以水煮莲子,熟后滤出,入米煮粥,熟后入莲子搅匀食。益心脾,聪耳明目。

(三) 针灸及外治疗法

1. 针灸疗法

(1) 体针:主穴取四神聪、百会、神庭穴,配穴取双侧神门、内关、合谷、三阴交、足三里、太冲穴。每日 1 次,每周 5 次,连续治疗 4 周。

(2) 耳针:耳穴选神门、脑、肾、肝、脾、心,双耳交替,留针 1 周,每周 1 次,共治疗 12 周。

2. 穴位按摩疗法

揉按太阳穴、百会穴、四神聪、神庭穴、风池穴,每个穴位所进行的按摩以 4 个 8 拍为准,即做 32 下,以局部微热皮肤发红为准,每日 3 次,每 15~20 分钟。尽量做到动作协调,手法柔和,用力均匀,快慢一致,并应保持动作和力量的连贯性。

四、历代医论

道过之言,行过之事,久不能记忆曰忘。若当下即不能记,索之胸臆,了不可得者,健忘也。乃心虚肾惫,水火不交,精血之府空,荣卫之道涩,致令机关不利,灵巧不开,高年衰朽者多得之。亦有痰血癖积,碍其机关而成者,此又不以年高论也。(明代王绍隆《医灯续焰》)

健忘者,陡然忘之,尽力思索不来也。夫人之神宅于心,心之精依于肾,而脑为元神之府,精髓之海,实记性所凭也……故治健忘者,必交其心肾,使

心之神明,下通于肾,肾之精华,上升于脑。精能生气,气能生神,神定气清,自鲜遗忘之失。(清代林佩琴《类证治裁》)

人有老年而健忘者,近事多不记忆,虽人述其前事,犹若茫然,此真健忘之极也。人以为心血之涸,谁知是肾水之竭乎?夫心属火,肾属水,水火似乎相克,其实相克而妙在相生,心必藉肾以相通,火必得水而既济。如止益心中之血,而不去填肾中之精,则血虽骤生,而精仍长涸,但能救一时之善忘,而不能冀长年之不忘也。治法必须补心,而兼补肾,使肾水不干,自然上通于心而生液。然而老年之人,乃阴尽之时,补阴而精不易生,非但药品宜重,而单恃煎汤,恐有一时难以取胜之忧,服汤剂之后,以丸药继之,始获永远之效也。(清代陈士铎《辨证录》)

五、名家验案

高姓叟,年过六旬,渐觉两腿乏力,浸至时欲眩仆,神昏健忘,恐成痿废,求为诊治。其脉微弱无力。为制此方(加味补血汤:生黄芪一两,当归五钱,龙眼肉五钱,真鹿角胶三钱另顿同服,丹参三钱,明乳香三钱,明没药三钱,甘松二钱)服之。连进十剂,两腿较前有力,健忘亦见愈,而仍有眩晕之时。再诊其脉,虽有起色,而仍不任重按,遂于方中加野台参、天门冬各五钱、威灵仙一钱,连服二十余剂始愈。用威灵仙者,欲其运化参、芪之补力,使之灵活也。(张锡纯《医学衷中参西录》)

陈左,高年气阴两亏,肝阳挟痰浊上蒙清空,健忘少寐,神疲肢倦,脉象虚弦而滑,苔薄腻。虚中夹实,最难着手。姑拟益气阴以柔肝木,化痰浊而通神明。太子参一钱,仙半夏二钱,白归身二钱,稽豆衣三钱,抱茯神三钱,薄橘红八分,生白芍二钱,炒杭菊一钱五分,炒竹茹一钱五分,远志肉一钱,天竺黄一钱五分,石菖蒲八分,淡竹油(鲜竹沥)一两,生姜汁两滴同冲服。(民国丁甘仁《丁甘仁医案》)

(顾耘　徐辉　赵彦超)

老年感冒

老年感冒是老年人感受触冒风邪所导致的常见外感疾病。临床表现以鼻塞、流涕、喷嚏、咳嗽、头痛、恶寒、发热、身体不适等为特征。

早在《黄帝内经》即已认识到感冒主要是由外感风邪所致,《素问·骨空论》:"风从外入,令人振寒,汗出头痛,身重恶寒……"《伤寒论·太阳病》所论中风、伤寒之麻黄、桂枝汤证,实质包括感冒风寒的轻重两类证候。至于感冒之名,始见于《圣济总录》:"感冒风邪,鼻塞身重,伤风头痛目眩。"北宋《仁斋直指方·诸风》篇中亦有记载,其伤风方论中介绍用参苏饮治"感冒风邪,发热头痛,咳嗽声重,涕唾稠黏"。乃至明清,多将感冒与伤风互称。元代《丹溪心法·伤风》明确指出病位属肺,根据辨证常规,分列辛温、辛凉两大治法。对老年感冒,历代医家多从虚证论治。《养老奉亲书》有老人"神气浮弱,返同小儿""易于动作,多感外邪"之说。张景岳也认为"感冒虚风不正之气,随感随发,凡禀弱有不慎,起居多劳倦者,多犯之"。《景岳全书·伤风》:"有气强者,虽见痰嗽,或五六日,或十余日,肺气疏则顽痰利,风邪渐散而愈也。有气弱者,邪不易解,而痰嗽日甚,或延绵数月,风邪犹在,非用辛温必不散也。有以衰老受邪,而不慎起居,则旧邪未去,新邪继之,多致终身受累,此治之尤不易也。"在治疗上,更是提出了扶正达邪的治疗原则,清代李用粹在其《证治汇补·伤风》:"如虚人伤风,屡感屡发,行气病气俱虚者,又当补中,而佐以和解,倘专泥发散,恐脾气益虚,腠理益疏,邪乘需入,病反增剧也。"王孟英在《回春录》中提出老年人"真阳素虚,痰饮内动,卫阳不固,风邪外入,有根蒂欲拔之虞。误投表散,一汗亡阳"。《沈绍九医话》指出"老年下元不足者,往往因外邪的侵扰即难以支持,应补肾固下与清邪之药同用"。

老年感冒在西医学常见于普通感冒、病毒性咽炎和喉炎、急性咽扁桃体炎等急性上呼吸道感染。

一、病因病机

感冒是由于六淫、时行病毒侵袭人体而致病。以风邪为主因,风邪虽为六淫之首,但在不同季节,往往与其他当令之时气相合而伤人。如冬季多属风寒,春季多属风热,夏季多夹暑湿,秋季多兼燥气,梅雨季节多夹湿邪。外邪侵袭人体是否发病,关键还在于正气之强弱,同时与感邪的轻重也有一定关系。老年人体质偏弱,卫表不固,稍不谨慎,吹风受凉之后,则可见虚体感邪。

《素问·太阴阳明论》:"伤于风者,上先受之。"风性轻扬,多犯上焦。肺处胸中,主呼吸,气道为出入升降的通路,喉为其系,开窍于鼻,外合皮毛,职司卫外。故外邪从口鼻、皮毛入侵,肺卫首当其冲,感邪之后,很快出现卫表和上焦肺系症状。卫表不和见恶寒、发热、头痛、身痛,肺失宣肃而见鼻塞、流涕、咳嗽、咽痛。老人多原有宿疾,或因感冒诱发;病情或可传变,化热入里,又当与温病互参;或可因体弱卫外不固,以致反复感邪,经常缠绵难愈,此为一般常规之外的特殊变证。

二、中医辨证

老年人脏腑渐衰,精气匮乏,阴不能营守于内,阳不能卫护于外,腠理不密,卫外不固,容易感邪。老年感冒临床以气虚、阴虚常见,并兼风寒、风热、暑湿之不同,治当扶正达邪,在疏散药中酌加补正之品。治疗上应注意不可过于辛散,单纯祛邪,强发其汗,易重伤正气。

1. 气虚感冒

恶寒较甚,发热,无汗,身楚倦怠,咳嗽,咯痰无力,舌苔淡白,脉浮无力。

2. 阴虚感冒

身热,微恶风寒,少汗,头晕,心烦,口干,干咳痰少,舌红少苔,脉细数。

3. 兼证

(1)兼风寒:恶寒重,发热轻,无汗,头痛,肢节酸痛,鼻塞声重,时流清涕,咽痒,咳嗽,痰吐稀薄色白,口不渴或渴喜热饮,舌苔薄白而润,脉浮或浮紧。

(2)兼风热:身热较著,微恶风,汗泄不畅,头胀痛,咳嗽,痰黏或黄,咽燥,或咽喉乳蛾红肿疼痛,鼻塞,流黄浊涕,口渴欲饮,舌苔薄白微黄、边尖红,脉象浮数。

（3）兼暑湿：身热,微恶风,汗少,肢体酸痛或疼痛,头昏重胀痛,咳嗽痰黏,鼻流浊涕,心烦,口渴,或口中黏腻,渴不多饮,胸闷,泛恶,小便短赤,舌苔薄黄而腻,脉濡数。

三、治疗方法

（一）常用方剂

1. 参苏饮

【出处】《太平惠民和剂局方》。

【组成】人参、紫苏叶、干葛、半夏、前胡、茯苓、枳壳、桔梗、木香、陈皮、甘草。

【功效】益气解表,理气化痰。

【主治】气虚外感风寒,内有痰湿。症见恶寒发热,无汗,头痛,鼻塞,流涕,咳嗽痰白,胸脘满闷,倦怠无力,气短懒言,苔白脉弱。

方中苏叶功擅发散表邪,利气宽中,故用为君药。臣以葛根解肌发汗,以增强君药散表之力;人参益气补脾,苏叶、葛根与人参合用,则无发散伤正之虞;半夏、前胡、桔梗止咳化痰,宣降肺气;木香、枳壳、陈皮理气宽胸,醒脾畅中;茯苓健脾渗湿以消痰,如此则化痰与理气兼顾,既寓"治痰先治气"之意,又使升降复常。以上七药,俱为佐药。甘草补气安中,兼和诸药,是为佐使。煎服时,少加生姜、大枣为引,协苏、葛可调营卫以助解表,合参、苓调和脾胃,以助扶正。诸药配伍,散补并行,散不伤正,补不留邪。

临床以恶寒发热、无汗头痛、咳痰色白、胸脘满闷、倦怠乏力、苔白脉弱为辨证要点。表寒证重,宜将荆芥、防风易葛根;头痛甚,加川芎、白芷;气滞较轻,去木香。

2. 玉屏风散

【出处】《究原方》引《医方类聚》。

【组成】防风、黄芪、白术。

【功效】补脾实卫,托里固表。

【主治】表虚自汗,汗出恶风,面色㿠白,舌淡苔薄白,脉浮虚;或虚人腠理不固,易感风邪。

本方中黄芪、白术合用以补气固表,更佐以防风,《本草纲目》:"防风能制黄芪,黄芪得防风其功愈大,乃相畏而相使者也。"三药配伍而成补中兼疏之剂。汗出如浴,持续不止者,加浮小麦、糯稻根、牡蛎以固表敛汗;气虚甚者,加党参、黄精益气固摄;身凉肢冷,阳随汗泄者,加炮姜、附子、人参以温阳益气;口渴少津,汗出伤阴者,加麦门冬、南北沙参或合生脉饮。

3. 再造散

【出处】《伤寒六书》。

【组成】黄芪、人参、桂枝、甘草、熟附子、细辛、羌活、防风、川芎、生姜。

【功效】助阳益气,解表散寒。

【主治】阳气虚弱,外感风寒。症见恶寒发热,热轻寒重,无汗肢冷,倦怠嗜卧,面色苍白,语气低微,舌淡苔白,脉沉无力,或浮大无力。

本方系桂枝汤合麻黄细辛附子汤去麻黄,再加羌活、防风、川芎、人参、黄芪而成。黄芪、人参补元气,固肌表;熟附子、桂枝、细辛助阳散寒以解表寒;羌活、川芎、防风加强解表散寒;芍药凉血散血,制附、桂、羌、辛之辛烈温燥而不碍汗;甘草甘缓,使汗出不猛而邪尽去;煨生姜温胃,大枣滋脾,合以升腾脾胃生发之气,调和营卫而助汗出。如此配伍,扶正而不留邪,发汗而不伤正,相辅相成,以免顾此失彼、变生不测。

4. 加减葳蕤汤

【出处】《重订通俗伤寒论》。

【组成】生葳蕤、生葱白、桔梗、东白薇、淡豆豉、苏薄荷、炙甘草、红枣。

【功效】滋阴解表。

【主治】素体阴虚,外感风热。症见头痛身热,微恶风寒,无汗或有汗不多,咳嗽,心烦,口渴,咽干,舌红,脉数。

本方由《千金要方》之葳蕤汤加减而来。阴虚之人,复感外邪之证,唯有滋阴与解表同用。葳蕤功能润肺养胃,清热生津,其性滋而不腻,对阴虚而有表邪者颇宜;薄荷为"为温病宜汗解者之要药",用以疏散风热,清利咽喉,共为君药。葱白、豆豉解表散寒,助薄荷以增强发散表邪之力,为臣药。白薇清热而不伤阴,于阴虚有热者甚宜;桔梗宣肺止咳;大枣甘润养血,均为佐药。使以甘草调和药性。诸药合用,共成滋阴解表之良剂。对于"阴虚感冒",最是对症良药。本方以身热微寒,咽干口燥,舌红,苔薄白,脉数为辨证要点。

表证较重,酌加防风、葛根;咳嗽咽干,咯痰不爽,加牛蒡子、瓜蒌皮;心烦口渴甚,加竹叶、天花粉。若无阴虚证候则不宜使用,否则表邪留连难去。

（二）单方验方及中成药

（1）羌活 7.5 克,大青叶 15 克,连翘 15 克,太子参 15 克,川芎 7.5 克,制成冲剂,开水冲服。适用于体虚感冒兼风热者。

（2）苏叶 9 克,生姜 9 克,葱白 2 根,水煎服。适用于风寒感冒。

（3）贯众、紫苏、荆芥各 10 克,甘草 3 克,水煎,顿服。适用于风寒感冒。

（4）藿香、佩兰各 5 克,薄荷 2 克,煮汤以代饮料。适用于暑湿感冒。

（5）贯众 10 克,板蓝根或大青叶 12 克,生甘草 3 克,煎服,每日 1 剂。适用于时疫。

（三）针灸及外治方法

1. 针灸疗法

主穴:列缺、风池、合谷、太阳、列缺、风门、风池、合谷,风寒感冒配风门、肺俞,风热感冒配曲池、大椎,夹湿者配阴陵泉,体虚感冒配足三里、关元。毫针浅刺用泻法,体虚足三里、关元用补法或灸法。

2. 拔罐疗法

取大椎、身柱、大杼、肺俞,留罐 10 分钟,或用闪罐法。

3. 耳压疗法

取肺、脾、内鼻、肾上腺、内分泌。先将穴位处用乙醇消毒,然后用王不留行籽粘于上述耳穴,每日按压 3~5 次,每次每穴 1 分钟。3~4 日更换。

四、历代医论

伤风之病,本由外感,但邪甚而深者,遍传经络,即为伤寒;邪轻而浅者,只犯皮毛,即为伤风……有寒胜而受风者,身必无汗而多咳嗽,以阴邪闭郁皮毛也。有热胜而受风者,身必多汗,恶风而咳嗽,以阳邪开泄肌腠也。有气强者,虽见痰嗽,或五六日,或十余日,肺气疏则顽痰利,风邪渐散而愈也。有气弱者,邪不易解而痰嗽日甚,或延绵数月,风邪犹在,非用辛温,必不散也。有以衰老受邪,而不慎起居,则旧邪未去,新邪继之,多致终身受其累,此治之尤不易也……故凡气体薄弱,及中年以后血气渐衰者,邪必易犯。但知慎护此

处,或昼坐则常令微暖,或夜卧则以衣帛之类密护其处,勿使微凉,则可免终身伤风咳嗽之患。(明代张景岳《景岳全书》)

若风寒外感,形气病气俱实者,宜用麻黄之类,所谓从表而入,自表而出;若形气病气俱虚者,宜补其元气,而佐以解表之药,若专于解表,则肺气益虚,腠理益疏,外邪乘虚易入,而其病愈难治矣。若病日久,或误服表散之剂,以致元气虚而邪气实者,急宜补脾土为主,则肺金有所养而诸病自愈。若人老弱,或劳伤元气,而患前症,误用麻黄、枳壳、紫苏之类,而汗出亡阳者,多患肺痈、肺痿,治失其宜,多致不起。(明代王纶《明医杂著》)

五、名家验案

许妪,冬月病伤寒,寒热头痛,医投疏风和解不应,渐致昏谵口渴;更进芩连清之亦不应;便秘经旬,用大黄亦不下。予初望其面赤烦躁,意属阳证;及切脉细涩,又疑阳证阴脉,思维未决。因问其汗,自病起至今未出,扪之肤熻而枯。予曰是矣。且不立方,姑先与药一剂,有验再商。幸彼农家不谙药性,与药即服。次日往视,面红稍退,烦躁略平,肤腠微润。予曰生矣。疏方付之,乃大青龙汤也。又服一剂,更见起色,转为调理而安……仲圣云:太阳病不罢,面色缘缘正赤者,此阳气怫郁在表,其人烦躁不知痛处,但坐以汗出不彻,更发汗则愈。何以知之? 脉涩故也。予能参悟此篇,自知此病之治法矣。(清代程文囿《杏轩医案》)

吴逊斋,是年十月间,患咳嗽,身热胁痛,即来邀予。予适往吴江,比至已六日矣。日轻夜重,寝食俱废,咸以年高病骤为虑。及诊其脉,左手浮弦,右手弦滑。予谓之曰:此内有食积痰饮,外感风邪所致也,少为消导疏散之,即愈矣。因用苏叶、柴胡以解其表,青皮、白芥以治其胁,桑皮、前胡、杏仁以治其嗽,陈皮、半夏以清其痰,山楂、枳实以消其食。二剂而减,四剂脱然。(明代陆养愚、陆肖愚、陆祖愚《陆氏三世医验》陆养愚案)

(陈晓宏　李海燕)

老年咳喘

老年咳喘是指老年患者反复咳嗽、咯痰,迁延日久,甚则喘促的一类疾患。本病当属中医"咳嗽""喘证""痰饮""肺胀"范畴。其中咳嗽是肺系疾病的主要证候之一,其中有声无痰为咳,有痰无声为嗽。一般多为痰声并见难以截然分开,故以咳嗽并称。而喘证则以呼吸困难,甚至张口抬肩,鼻翼煽动,不能平卧为特征。咳喘日久则为肺胀,肺胀是多种慢性肺系疾患反复发作迁延不愈,导致肺气胀满,不能敛降的一种病症。老年咳喘是肺系疾病中的常见病和多发病,

有关咳喘,《黄帝内经》论述较多,《素问·咳论》对咳嗽病因有"皮毛先受邪气""五脏六腑皆令人咳,非独肺也"之说;《灵枢·五阅五使》:"故肺病者,喘息鼻张。"《灵枢·经脉》"肺手太阴之脉……是动则病肺胀满,膨膨而喘咳。"皆提示肺为咳喘主病之脏。后世医家亦多有论述,《丹溪心法·喘》:"六淫七情之所感伤,饱食动作,脏气不和,呼吸之息,不得宣畅而为喘急。亦有脾肾俱虚,体弱之人,皆能发喘。"金元医家明确将喘证归纳为虚实两类,《景岳全书·喘促》:"实喘者有邪,邪气实者;虚喘者无邪,元气虚也。"《诸病源候论·咳逆短气候》"肺虚为微寒所伤则咳嗽,嗽则气还于肺间则肺胀,肺胀则气逆,而肺本虚,气为不足,复为邪所乘,壅否不能宣畅,故咳逆,短乏气也。"在治疗方面,《金匮要略·肺痿肺痈咳嗽上气病脉证治》对临床表现和治疗方药有详细论述,"咳而上气,此为肺胀,其人喘,目如脱状,脉浮大者,越婢加半夏汤主之"。《类证治裁·喘证》提出"喘由外感者治肺,由内伤者治肾"的治则。叶天士亦云"喘咳之为病,在肺为实,在肾为虚"。

老年咳喘在西医学常见于老年人慢性阻塞性肺疾病,以及间质性肺疾病及其他疾病导致出现咳喘症状者。

一、病因病机

老年咳喘成因虽多,但概要言之,不外外感六淫与饮食、情志或劳欲、久病所致内伤两端,老年人脏腑渐衰,肺之气阴不足,以致气失所主而短气喘

促,肾之真元耗损,根本不固,则气失摄纳,上出于肺,出多入少,逆气上奔而为喘。每因复感外邪而发作或病情加重。病变首先在肺,继则影响脾、肾,后期病及于心。病理性质早期多为气虚、气阴两虚,由肺而及脾、肾;晚期气虚及阳,以肺、肾、心为主,或阴阳两虚。在病程中可形成痰、饮、瘀等病理产物,早期以痰浊为主,渐而痰瘀并见,终至痰浊、血瘀、水饮错杂为患。病理性质总属本虚标实,标本虚实常相兼夹或互为因果。当区别气(阳)虚、阴虚的性质,肺、心、肾、脾病变的主次。老年患者发病后若不及时控制,极易发生变端。如见气不摄血,咳吐泡沫血痰,或吐血、便血;或痰迷心窍,肝风内动,谵妄昏迷,震颤、抽搐;或见喘脱,神昧,汗出,肢冷,脉微欲绝者,乃阴阳消亡危重之候。

二、中医辨证

老年咳喘的中医辨证,关键在于体有阴阳虚实之别,病有标本缓急之辨,痰有寒热之分。急性发作期偏于标实,稳定期偏于本虚,故当分期分型论治。

1. 急性发作期

根据其寒热偏盛及咳、痰、喘之侧重,以治标为主。

(1)寒咳:咳嗽显著,多有喉痒或有鼻塞流清涕等症,痰清稀易咯,口不干,苔薄白或白腻脉小滑。

(2)热咳:咳嗽显著,痰白黏或黄稠,咯痰欠畅,咽痛或喉痒,或发热体痛,鼻塞流黄涕,口渴欲饮,苔薄白微黄,边尖红,脉浮数或滑数。

(3)偏寒痰:咳痰量增多显著,色白沫或挟清稀液,易咳出,苔多白腻,脉细小滑或缓。

(4)偏热痰:咯痰量增多,痰色白而黏稠,不易咯出,口干欲饮,大便干结,舌苔薄腻,舌质红,脉滑数。

(5)痰热壅肺:咳嗽,咯黄痰或脓痰为主,胸胁闷胀或痛,或畏寒,发热,脉象细数,舌质红,苔黄腻。

(6)哮喘寒证:畏寒肢冷,或伴恶寒发热,头痛鼻塞,或面少华,咳嗽痰多,可达数百毫升,白黏液样,透明清稀,甚则咳喘而不能平卧,口不干,喜热饮,小便清长,苔白腻,质淡胖,脉小弦或弦缓。

（7）哮喘热证：咳嗽痰黄稠，或白黏而咯痰困难，咳喘甚则不能平卧，或发热微恶风，或肢体酸楚，咽痛，口干喜冷饮，尿黄短少，大便干结，苔黄腻，质红，脉浮弦滑数。

（8）哮喘寒热错杂证：偏寒偏热不明显者，参照上方两者合参。

2. 慢性迁延期

（1）肺虚咳痰证：短气，自汗，恶风，咳嗽，痰白黏或清稀痰，一般日排量小于 50 毫升，苔薄或舌偏淡，脉虚弱。

（2）脾虚痰湿证：咳痰厚浊，日排量多在 50 毫升以上，饮食不佳，多食则胀，或便溏次多，舌淡齿胖或有齿印，苔白或厚腻，脉小滑。

（3）肾虚喘促证：咳喘已久，呼多吸少，动则益甚，痰量可达 100 毫升以上，或伴哮喘样发作，舌偏淡或带紫暗，青瘀，脉细滑。

（4）阴虚痰饮证：面色晦滞，神疲乏力，咳痰清稀或泡黏，咯痰易或难，气喘有轻有重，口干饮不多，喜温；大便或溏或干，苔薄腻，或剥或光，舌欠润或少津而干，质边尖红或暗，脉细滑或数。

3. 临床缓解期

（1）偏阳虚：面色少华，神萎，畏寒肢冷，劳则汗出，舌胖，质淡，苔滑润，脉小细缓。

（2）偏阴虚：冬怕冷轻而夏怕热重，或有烘热，夜寐不安，盗汗，舌红少津，干裂，苔花剥，脉细弦数。

三、治疗方法

（一）常用方剂

1. 止嗽散

【出处】《医学心悟》。

【组成】桔梗、荆芥、紫菀、百部、白前、甘草、陈皮。

【功效】止咳化痰，宣肺疏表。

【主治】风邪犯肺。症见咳嗽，咽痒，咯痰不爽，或微有恶风发热，舌苔薄白，脉浮缓。

本方用以"治诸般咳嗽"，方中紫菀、百部温润止咳；桔梗辛苦，能升提肺气以利膈；白前辛甘平，善下气开壅止咳。四味药物有调整气机升降的功能，佐以陈皮宣肺利气祛痰；荆芥散风解表；甘草缓急止咳。止嗽散温而不燥，润而不腻，正如程国彭所说："本方温润平和，不寒不热，既无攻击过当之虞，大有启门驱贼之势，是以客邪易散，肺气安宁。"

2. 杏苏散

【出处】《温病条辨》。

【组成】苏叶、杏仁、生姜、桔梗、茯苓、半夏、甘草、前胡、橘皮、枳壳、大枣。

【功效】温散风寒，宣肺化痰。

【主治】外感凉燥。症见头微痛，恶寒，咳嗽，稀痰，鼻塞，苔白，脉弦。

方中杏仁苦辛温润，宣肺降气，苏叶辛苦芳香，解肌发表，并为君药；桔梗、枳壳一升一降，调理气机，前胡降气化痰，宣肺散风，同为臣药；半夏、橘皮、茯苓健脾燥湿、理气化痰为佐；生姜、大枣调和营卫，甘草调和诸药，是为使药。合用共奏轻宣凉燥，化痰止咳之功。

3. 二陈汤

【出处】《太平惠民和剂局方》。

【组成】半夏、橘红、白茯苓、炙甘草。

【功效】燥湿化痰，理气和中。

【主治】湿痰。症见咳嗽，痰多，色白易咯，胸膈痞闷，恶心呕吐，肢体倦怠，或头眩心悸，舌苔白滑或腻，脉滑。

本方为燥湿化痰基础方，"二陈"的由来是因配药时，选取半夏和橘红应以陈旧者为佳，故名"二陈"。方中半夏燥湿化痰、和胃止呕；橘红理气化痰，使气顺则痰降，气行则痰化；痰由湿生，故以茯苓健脾渗湿；煎加生姜，既制半夏之毒，又协同半夏、橘红和胃祛痰止呕；少用乌梅，味酸收敛，与半夏、橘红相伍，散中兼收，防其燥散伤正之虞；甘草补脾和中，调和诸药。盖补脾则不生湿，燥湿渗湿则不生痰，利气降气则痰消解，可谓体用兼概，标本两尽之药。

4. 射干麻黄汤

【出处】《金匮要略》。

【组成】射干、麻黄、生姜、细辛、紫菀、款冬花、大枣、半夏、五味子。

【功效】温肺化饮，止咳平喘。

【主治】痰饮郁结，肺气上逆。症见咳而上气，喉中有水鸡声，或胸膈满闷，或吐痰涎，苔白或腻，脉弦紧或沉紧。

射干麻黄汤用于治疗痰饮咳喘之证，以治里为主，下气平喘之功强。方中麻黄宣肺散寒，射干开结消痰，并为君药；生姜散寒行水，半夏降逆化饮，共为臣药；紫菀、款冬花温润除痰，下气止咳，五味子收敛耗散之肺气，均为佐药；大枣益脾养胃，为使药。诸药相配，共奏宣肺散寒，化饮止咳之功。方用麻黄合五味子，宣中有敛，开中有合；射干、细辛寒热并用，为其配伍特点。

5. 泽漆汤

【出处】《金匮要略》。

【组成】半夏、紫菀、泽漆、生姜、白前、甘草、黄芩、人参、桂枝。

【功效】宣肺涤痰。

【主治】水饮内停。症见咳嗽喘促，身体浮肿，二便不利，脉象沉伏。

方中以泽漆为君，因其功专消痰行水。水性阴寒，桂枝行阳气以导之；泽漆逐水、消痰之力为猛；桂枝通阳，温化水气；紫菀、白前温肺、止咳平喘；生姜、半夏健胃涤痰、散饮；黄芩清肺，除水饮郁生之热；人参、甘草扶正健脾，运化水湿。

6. 麦门冬汤

【出处】《金匮要略》。

【组成】麦门冬、半夏、人参、甘草、粳米、大枣。

【功效】滋养肺胃，降逆和中。

【主治】咳逆上气，咯痰不畅，或咳吐涎沫，口干咽燥，手足心热，或气逆呕吐，口渴咽干，或舌红少苔，脉虚数。

方中麦门冬甘寒清润，既养肺胃之阴，又清肺胃虚热；人参大补元气，益气养阴生津，两者共为君药。姜半夏、茯苓健脾和胃降逆止呕，且姜半夏与麦门冬、人参配伍，可使其燥性减，而降逆之用存，且能开胃行津以润肺，又使麦门冬、人参滋而不腻，相反相成，共用为臣药。石斛、薏苡仁协助君药、臣药养阴健脾和胃共为佐药。甘草、大枣益气养胃，调和诸药为使药。全方共奏滋养胃阴，补中降逆之功。

7. 六君子汤

【出处】《医学正传》引《太平惠民和剂局方》。

【组成】人参、白术、茯苓、炙甘草、陈皮、半夏、大枣、生姜。

【功效】健脾益气,和胃化痰。

【主治】脾胃虚弱,兼有痰湿。症见面色萎白,呕恶不舒,咳嗽。胸闷,痰多稀白,不思饮食,大便不实,舌淡苔白腻,脉虚。

六君子汤以四君子汤加陈皮、半夏而成,以益气健脾之品配伍燥湿化痰之药,补泻兼施,标本兼治是本方的配伍特点。方中以四君子汤益气健脾,脾气健运则气行湿化,以杜生痰之源;重用白术,较四君子汤燥湿化痰之力益胜;半夏辛温而燥,为化湿痰之要药,并善降逆和胃止呕;陈皮既可调理气机以除胸脘痞闷,又能止呕以降胃气还能燥湿化痰以消湿聚之痰,所谓"气顺而痰消"。

8. 补肺汤

【出处】《永类钤方》。

【组成】人参、黄芪、北五味子、紫菀、桑白皮、熟地。

【功效】补益肺气,降逆止咳。

【主治】肺气不足,咳逆气短,寒从背起,声低口干,舌淡苔薄白,脉沉细无力。

本方以熟地黄、人参、黄芪扶助正气,《医方集解》:"肺虚而用参、芪者,脾为肺母,气为水母也,虚则补其母;用熟地者,肾为肺子,子虚必盗母气以自养,故用肾药先滋其水,且熟地亦化痰之妙品也。"以五味子酸温敛肺,桑白皮甘寒泻肺,紫菀辛能润肺,补虚、宣敛并用,祛痰而不伤正。

9. 参蛤散

【出处】《博济方》。

【组成】蛤蚧、人参、茯苓、知母、贝母、桑白皮、甘草、杏仁。

【功效】补肺益肾,止咳定喘。

【主治】肺肾气虚,痰热内蕴。症见咳嗽气喘,呼多吸少,声音低怯,痰稠色黄,或咳吐脓血,胸中烦热,身体消瘦或遍身浮肿,苔黄腻,脉浮虚。

肺主呼吸,为气之主,肾主纳气,为气之根。罹患喘疾,久则宗气元气耗损,遂成肺肾亏虚,痰伏气逆之咳喘虚证。本方于《博济方》中名"蛤蚧散",主治"肺痿咳嗽",元代许国祯《御药院方》收录并更名为人参蛤蚧散,"治三二十年间肺气上喘咳嗽,咳唾脓血,满面生疮,遍身黄肿"。方用人参培补元气,用蛤蚧补益肺肾,纳气定喘,二者共为主药;茯苓与人参配伍,健脾益肺渗湿为辅药;杏仁、桑白皮肃肺化痰,知母、贝母清肺润肺,化痰止咳,共为佐药;

甘草益气化痰，调和诸药为使。全方虚实并治，标本兼顾。

10. 黑锡丹

【出 处】《太平惠民和剂局方》。

【组 成】黑锡、硫黄、金铃子、葫芦巴、木香、附子、肉豆蔻、破故纸、沉香、茴香、阳起石、肉桂。

【功 效】温潜真阳，散寒降逆。

【主 治】命门火衰，阴火逆冲，肾不纳气，浊阴上泛之气喘痰鸣之急症；亦治真阳不足，阴寒内盛，三阴气化不和之奔豚、寒疝、腹痛、滑泄，或男子阳痿，女子月经不调，带下清稀，不孕等症。舌淡，脉沉细无力或脉微。

黑锡性味甘寒，质重下沉入肾，有坠痰解毒、镇心安神的作用，与大辛热的硫黄配伍，阴敛阳降，使游离之阴火归位。更用附子、肉桂、阳起石、破故纸、葫芦巴温补肾阳，佐以茴香、沉香、肉豆蔻理气散寒，又以金铃子一味监制诸药之温燥太过，诸药合用，可使真阳充，逆寒平，开阖司，阴火降，浊阴散。用治元阳欲脱之危重患者，用人参汤送服疗效更佳。

（二）单方验方及中成药

（1）杏仁 10 克，白蔻仁 3 克，共为细末，每日分两次冲服，10～20 日为 1 个疗程。适用于痰湿咳嗽。

（2）半夏曲 3 克，每日 2 次，打碎冲服或嚼服均可。适用于痰湿咳嗽。

（3）川贝母 8～10 克，打碎，每日分 2 次冲服。适用于痰热咳嗽。

（4）胡桃肉 10 克，款冬花 10 克，痰多加半夏 10 克，干咳痰少加川贝母 8～10 克，水煎服，每日 1 剂。适用于肾虚咳喘。

（5）杏仁 10，紫菀 10 克，法半夏 10 克，橘红 10 克，桔梗 8 克。本方为老年慢性支气管炎通治方。

（6）鹿角紫河车散：鹿角胶 100 克，紫河车 100 克，黄芪 100 克，白术 50，防风 50 克，五味子 15 克，蜂蜜 2 000 克。适用于咳喘缓解期，肺肾气虚。

（7）全龙四子汤：全蝎 10 克，枸杞 10 克，地龙 30 克，葶苈子 10 克，白芥子 10 克，苏子 15 克，杏仁 15 克，水蛭 6 克。适用于痰湿咳喘。

（三）针灸及外治疗法

1. 针灸疗法

内伤咳嗽取主穴：肺俞、中府、太渊、三阴交，痰湿配阴陵泉、丰隆，肺阴虚配膏肓、太溪,气虚配足三里、气海。主穴毫针平补平泻,可酌用灸。虚喘取主穴:肺俞、膏肓、肾俞、太渊、太溪、足三里、定喘,肺气虚配气海、膻中,肾气虚配阴谷、关元。毫针补法,可酌用灸法或拔罐。

2.穴位敷贴法

白芥子20克,甘遂15克,细辛15克,上述药物研末,加生姜汁调成稠膏状,制成蚕豆大小,上放少许丁桂散或麝香,贴于肺俞、膏肓、肾俞、膻中、定喘,每次贴30~90分钟后取掉,以局部红晕微痛为度。一般在夏季三伏天使用,初伏、中伏、晚伏各1次,共3次,连贴3~5年。

四、历代医论

虚喘有由于阳虚者,肺气实则能清肃下行,脾气实则能健运四布,虚则不能运行下降,而但浮越于上也。有由于阴虚者,肝肾阴虚(兼水火言)则火上炎,乃真元耗损,命门之火自下上冲也。其人平居若无病,但觉喘乏,察其脉,数大而虚,或微而无力者是也。(清代何梦瑶《医碥》)

咳嗽声哑者,以肺本属金,盖金实则不鸣,金破亦不鸣。金实者,以肺中有邪,非寒邪即火邪也;金破者,以真阴受损,非气虚即精虚也。寒邪者宜辛宜温,火邪者宜甘宜清,气虚者宜补阳,精虚者宜补阴。大都此证,邪实者,其来暴,其治亦易;虚损者,其来徐,其治亦难。(明代张景岳《景岳全书》)

虽素有痰火,若在年高病久,正气耗散,若误作有余,削伐寒凉,立见倾危。须大剂生脉散,扶接元气为急,或温补之,以导气导火归原,则为喘为痰,不治而自愈。然喘病因虚而死者十之九,因实而死者十之一。盖实者,攻之即愈无所难也。虚者,补之未即见效,转折进退,良非易也。(清代冯兆张《冯氏锦囊秘录》)

五、名家验案

傅孔翁,于忧怒后,旬日鼻塞声重,咳嗽多痰,来寓索方。余知其元阳素亏,拟是肺胃虚寒,因与金水六君子煎一剂,咳嗽更盛,卧不安枕,气喘痰鸣,专人请诊。余思日间所服之药,其不疑陈皮之散,必议熟地之滞。再诊之,脉得尺部浮大而空,气促面赤,喉中痰响,元海无根,真阳上脱,急与黑锡丸,服后气略平,痰亦少止。随进大补元煎加桂附一方。众曰:熟地滞痰,万不可用。余曰:下部之痰,非此不可。令服之,遂安卧,气亦归源。犹然鼻塞咳嗽,以原方加固脂而痊。(清代谢星焕《得心集医案》)

宁乡刘某之父,年六十,先患痰饮,医药屡更,已逾一月。一日忽手足麻痹,喘急痰涌,口不能言,身微热,汗如泉溢。星夜延诊,脉之沉微。舌苔白而湿滑,即令以姜汁兑开水送下黑锡丹三钱,奈入口不能下咽,乃设法扶令半坐,分三次徐徐灌下,并以吴茱萸研末,醋调炒热,敷两足心,拖住元气。逾一时,始稍苏醒,再灌三钱,痰不涌,喘汗顿减。次晨乃以通脉四逆汤重加茯苓。阅三日,疾大瘳,继进六君子加姜附,调理十余剂,平复如初。(民国萧琢如《遁园医案》)

(陈晓宏 李海燕)

老年胃痞

老年胃痞即老年痞满,指老年人自觉心下痞塞,触之无形,按之柔软,压之无痛为主要症状的病证。

本病始载于《黄帝内经》,称之为"否""否塞"等,《素问·五常政大论》:"备化之纪……其令湿,其藏脾……其病否。""卑监之纪……其发濡滞,其藏脾……其病留满否塞。"认为饮食不节、起居不时及寒气为患为其病因,《素问·太阴阳明论》:"食饮不节起居不时者,阴受之……阴受之则入五脏……入五脏则膜满闭塞。"《素问·异法方宜论》:"脏寒生满病。"东汉张仲景《伤寒论》首提"痞满"概念,"但满而不痛者,此为痞";将痞满与结胸进行鉴别,提出痞满病机乃正虚邪陷、升降失调,予寒热并用、辛开苦降之治疗大法,创诸泻心汤为后世所效法,"若心下满而硬痛者,此为结胸也,大陷胸汤主之。但满而不痛者,此为痞,柴胡不中与之,半夏泻心汤主之"。隋代巢元方《诸病源候论·诸痞候》提出"八痞""诸痞"之名,从病机病位阐释其病名要领,概其病机,不外乎营卫不和、阴阳隔绝、血气壅塞、不得宣通。"诸否者,营卫不和,阴阳隔绝,脏腑否塞而不宣通,故谓之否""其病之候,但腹内气结胀满,闭塞不通"。唐宋时期,针对痞满的方药记载颇丰。槟榔散(《千金要方·脾脏方》)由人参、白术、茯苓与陈皮、麦芽、陈曲、吴茱萸、厚朴、槟榔组成,主治"脾寒,饮食不消,劳倦,气胀,噫满,忧患不安";枳壳散(《本事方》)中白术、枳壳、香附、槟榔同用;和胃丸(《和剂局方》)中人参、白术、茯苓与枳壳、厚朴、槟榔、三棱同用。《和剂局方》中既有木香槟榔丸、平胃散等以攻邪为主之方,又有参苓白术散等"中和不热"治疗"虚痞"的处方。

金元时期,脾胃学说之集大成者李杲倡脾胃内伤之说,认为饮食不节、劳役过度、喜怒忧恐等皆是脾胃病的致病原因,相关胀满、中满之论述,与胃痞的病因病机甚是相近。"脾湿有余,腹满食不化""风寒有余之邪,自表传里,寒变为热,而做胃实腹满""亦有高粱之人,湿热郁于内而成胀满者""或多食寒凉,及脾胃久虚之人,胃中寒则生胀满,或胀寒生满病"(《兰室秘藏·中满腹胀论》)。消痞丸、枳实消痞丸、枳术丸均是上述理论指导下消补兼施、辛开苦降合用之名方。朱震亨《丹溪心法·痞》谓之"痞者与否同,不通泰也"

"脾气不和,中央痞塞,皆土邪之所为也"。并将痞满与胀满进行了鉴别,认为两者相类似而痞满轻、胀满重;"胀满内胀而外亦有形,痞者内觉痞闷而外无胀急之形也"。针对痞满治疗,丹溪尤其反对滥用利药攻下,不知中气重伤,脾失运化,痞满更甚。

明代张景岳对本病的辨证颇为明晰,其通过辨证虚实提出不同治法。《景岳全书·痞满》:"痞者,痞塞不开之谓;满者,胀满不行之谓。盖满则近胀,而痞则不必胀也。所以痞满一证,大有疑辨,则在虚实二字。凡有邪有滞而痞者,实痞也;无邪无滞而痞者,虚痞也。有胀有痛而满者,实满也;无胀无痛而满者,虚满也。实痞、实满者可散可消,虚痞、虚满者,非大加温补不可,此而错用,多致误人。"清代医家汇集前贤的论述和经验并结合自身实践,对痞满的辨证论治作出了较为系统的总结。李用粹《证治汇补·痞满》中提出本病的治疗,"初宜舒郁化痰降火,久之固中气佐以他药;有痰治痰,有火清火,郁则兼化"。张璐《张氏医通·诸气门上》谓本病的治疗,应充分考虑到患者体质,"肥人心下痞闷,内有湿痰也""瘦人心下痞闷,乃郁热在中焦""老人、虚人"则多为"脾胃虚弱,转运不及"等。林佩琴《类证治裁·痞满》论述尤详:"伤寒(热病)之痞,从外之内,故宜苦泄;杂病之痞,从内之外,故宜辛散。"将杂病痞满分为胃痞寒滞停痰、饮食寒凉伤胃,脾胃阳微,中气久虚,精微不化,脾虚失运。胃虚气滞等若干证候,指出"亦有寒热虚实之不同",宜分别而治之,条分缕析,因证选方。

老年胃痞在西医学常见于老年人慢性胃炎、功能性消化不良、胃神经症、胃下垂以及其他疾病以痞满为主症者,皆可参照本章辨治。

一、病因病机

老年胃痞,多虚实兼夹、寒热并见。老年人脏腑功能低下,脾胃运化无力,内外之邪乘而袭之,困阻中焦,使脾之清阳不升,胃之浊阴不降,气机升降失常,中焦痞塞不通而发胃痞。体虚、外邪、积滞、痰湿、气滞等均可导致胃痞。胃痞发病部位在胃,与脾、肝关系密切。外邪伤中,湿邪困脾,痰湿内生,困阻中焦,气机升降失司发为胃痞;老年人脾气亏虚运化无力,食积气滞,痰湿内生,发为胃痞;甚则脾阳虚衰,遇冷即作;胃阴亏虚,胃失和降,阴火上扰,浊气不降,壅滞中焦,可致胃痞。脾胃中焦气机之通畅,有赖肝气之调达;肝气郁结,克脾犯胃,以致中焦气机不利,发为胃痞。

二、中医辨证

老年人由于年高体弱、久病失调等因素,脾胃气虚、清阳不升、浊阴不降,老年胃痞临床表现常以脾气虚、脾阳虚、胃阴虚等虚证为主,并可见热、寒、瘀等兼证。此外,本病病位在胃,但脾胃相表里,肝脾相制约,"胆随胃降",故本病与脾、肝、胆等脏腑密切相关。因此,临证时宜辨明脏腑病位偏重、相兼、气血郁滞主次。

1. 脾气虚证

中脘痞满或隐痛,纳少,乏力懒言,舌淡苔薄,脉缓弱,可伴见面色萎黄或㿠白、头晕目眩,大便溏薄,甚或肛门坠重等症。

2. 脾阳虚证

中脘痞满或隐痛,喜温喜按,纳少,四肢不温,舌淡胖苔白滑,脉沉迟无力。可伴见纳少,肢体困重,大便稀溏,小便不利等症。

3. 胃阴亏虚证

中脘痞满或隐痛,口燥咽干,舌红少津,脉细数。可伴见大便干结等症。

4. 兼证

(1)兼热:中脘痞满而口苦,口渴喜饮,舌红苔黄,脉滑数。

(2)兼寒:中脘痞满,口淡不渴,舌淡苔白,脉沉迟者。

(3)兼瘀:中脘痞满,舌黯或有瘀斑。

三、治疗方法

(一)常用方剂

1. 四君子汤

【出处】《太平惠民和剂局方》。

【组成】人参、白术、茯苓、炙甘草。

【功效】益气健脾。

【**主治**】脾胃气虚。症见面色㿠白,语声低微,疲乏无力,食少便溏,舌质淡,苔薄白,脉虚软无力。

本方为补气代表方。《太平惠民和剂局方》:"治荣卫气虚,脏腑怯弱,心腹胀满,全不思食,肠鸣泄泻,呕哕吐逆……常服温和脾胃,进益饮食,辟寒邪瘴雾气。"该方人参甘温、益气补中为君,白术健脾燥湿为臣,茯苓渗湿健脾为佐,炙甘草甘缓和中为使,四药合用共奏益气健脾之功。

2. 六君子汤

【**出处**】《医学正传》引《太平惠民和剂局方》。

【**组成**】人参、白术、茯苓、炙甘草、陈皮、半夏、大枣。

【**功效**】健脾益气,和胃化痰。

【**主治**】脾胃虚弱,兼有痰湿。症见面色萎黄,呕恶不舒,咳嗽胸闷,痰多稀白,不思饮食,大便不实,舌淡苔白腻,脉虚。

六君子汤以四君子汤加陈皮、半夏而成,益气健脾之品配伍燥湿化痰之药,补泻兼施,标本兼治。方以四君子汤益气健脾,脾气健运则气行湿化,以杜生痰之源;重用白术燥湿化痰;半夏辛温且燥,为化湿痰之要药,并善降逆和胃止呕;陈皮既可调理气机以除胸脘痞闷,又能止呕以降胃气,还能燥湿化痰以消湿聚之痰,所谓"气顺而痰消"。

3. 异功散

【**出处**】《小儿药证直诀》。

【**组成**】人参、白术、茯苓、炙甘草、陈皮。

【**功效**】益气健脾,行气化湿。

【**主治**】脾胃虚弱。症见食欲不振,胸脘痞闷,大便溏薄,消化不良或呕吐泄泻,舌淡苔白腻,脉虚。

异功散又名"五味异功散",为四君子汤加陈皮、生姜、大枣而成。陈皮理气行滞,生姜温阳化湿,大枣调和脾胃。全方行气和胃,补中有行,补而不滞。

4. 香砂六君子汤

【**出处**】《古今名医方论》。

【**组成**】人参、白术、茯苓、炙甘草、陈皮、半夏、木香、砂仁、生姜。

【**功效**】益气化痰,理气畅中。

【主治】脾胃气虚,寒湿滞于中焦。症见脘腹胀满、疼痛,纳呆嗳气,呕吐泄泻,舌淡苔白,脉滑。

香砂六君子汤由六君子汤加木香、砂仁而成,故名"香砂六君子汤"。方中以党参益气健脾,补中养胃为君;臣以白术健脾燥湿;佐以茯苓渗湿健脾;陈皮、木香芳香醒脾,理气止痛;半夏化痰湿,砂仁健脾和胃,理气散寒,使以甘草调和诸药。全方扶脾治本,理气止痛,兼化痰湿,和胃散寒,标本兼顾。

5. 补中益气汤

【出处】《内外伤辨惑论》。

【组成】黄芪、炙甘草、人参、当归、陈皮、升麻、柴胡、白术。

【功效】益气升阳,调补脾胃。

【主治】脾胃气虚,中气下陷。症见发热自汗,阴挺脱肛,少气懒言,舌淡苔白,脉虚软。

补中益气汤为甘温除大热之代表方,系金元四大家之一、"补土派"始祖李东垣代表方,主要用于脾胃气虚以致清阳不升之证。方中重用黄芪为君,既可补中益气、升阳举陷,亦可实卫气、固表止汗;人参、白术、甘草皆为甘温之品,可助黄芪补脾胃,益气之力;当归养血滋阴,使补而不滞,气血同补相得益彰;升麻、柴胡升清阳,提下陷。诸药合用,元气内充,气虚得补,气陷得举,则诸症可除。

6. 理中丸

【出处】《伤寒论》。

【组成】人参、干姜、甘草、白术。

【功效】温中祛寒,益气健脾。

【主治】脾气虚弱,寒湿内阻。症见腹痛泄泻,呕吐食少,肢寒畏冷,阳虚失血,病后喜唾涎沫,霍乱,胸痹等,舌淡苔白,脉虚弱无力。

方中人参固其清肃之气,使之降下;白术烁其中土之湿,使之健运;干姜温其中宫之寒,使其返阳;甘草,调和中州之气,使之中守。

7. 附子理中丸

【出处】《太平惠民和剂局方》。

【组成】附子、人参、干姜、甘草、白术。

【功效】温阳祛寒,益气健脾。

【主治】脾胃虚寒。症见心腹冷痛,呕吐泻利,霍乱转筋,畏寒肢冷,感寒头痛,舌淡苔薄白,脉沉紧。

本方如《本草求真》所云:为补先天命门之火第一药剂,治一切沉寒痼冷之证。方以人参补脾养胃、健运中气,使脾运而不燥,滋胃阴而不湿,养血而不偏滋腻,无刚躁动血之弊,补后天之气;白术性温,既能燥湿实脾,复能缓脾生津;干姜辛热,祛散寒邪,温健脾胃;炙甘草既能补脾胃之不足,又能调和诸药,使姜、附等药不至温热太过而伤及阴分,且辛甘化阳,可使脾阳之复有源。

8. 小建中汤

【出处】《伤寒论》。

【组成】桂枝、芍药、甘草、生姜、大枣、饴糖。

【功效】温中补虚,和里缓急。

【主治】虚劳里急,腹痛喜按,或心中悸动,虚烦不宁,面色无华,或手足烦热,咽干口燥,舌淡苔薄白,脉沉。

本方为温中补虚之剂,方中重用甘温质润之饴糖为君,温补中焦,缓急止痛。臣以辛温之桂枝温阳气,祛寒邪;酸甘之白芍养营阴,缓肝急,止腹痛。佐以生姜温胃散寒,大枣补脾益气。炙甘草益气和中,调和诸药,是为佐使之用。其中饴糖配桂枝,辛甘化阳,温中焦而补脾虚;芍药配甘草,酸甘化阴,缓肝急而止腹痛。六药合用,温中补虚缓急之中,蕴有柔肝理脾,益阴和阳之意,用之可使中气强健,阴阳气血生化有源,故以"建中"名之。呕吐或中满者不宜使用;阴虚火旺之胃脘疼痛忌用。

9. 大建中汤

【出处】《金匮要略》。

【组成】花椒、干姜、人参、饴糖。

【功效】温中补虚,降逆止痛。

【主治】脾胃虚寒。症见脘腹疼痛,呕逆不能食,或腹中辘辘有声,苔薄白,脉沉。

本方用于中阳衰弱,阴寒内盛之脘腹剧痛证。方中蜀椒温脾胃,助命火,散寒止痛,为君药。以辛热之干姜辛热,温中散寒,助蜀椒散寒之力;饴糖温补中虚,缓急止痛,助蜀椒止痛之功,共为臣药。人参补脾益气,配合饴糖重建中脏,为佐药。

10. 黄芪建中汤

【出处】《金匮要略》。

【组成】黄芪、桂枝、芍药、甘草、生姜、大枣、饴糖。

【功效】温中补气。

【主治】虚劳不足。症见腹中拘急，自汗或盗汗，短气，肢体困倦，脉虚大。

本方为张仲景治疗"虚劳里急，诸不足"所创，方以黄芪、大枣、甘草补脾益气，桂枝、生姜温阳散寒，白芍缓急止痛，饴糖补脾缓急。甘温以建中，旺脾以生精；建中又固表，阴阳共调补，是治疗虚寒性胃痛的主方。

11. 吴茱萸汤

【出处】《伤寒论》。

【组成】吴茱萸、人参、生姜、大枣。

【功效】暖肝温中，降逆止呕。

【主治】厥阴头痛，干呕吐涎沫，少阴吐利，手足厥冷，烦躁欲死，中焦虚寒，胃脘冷痛，吞酸嘈杂，恶心呕吐，苔薄白，脉沉。

本方为温中降逆的代表方剂之一。方中吴茱萸温中理气，止痛散寒；人参益气升阳；生姜温胃止呕、去水气；大枣补脾益气、健胃和中。四药合用，共奏温中补虚、消阴扶阳之功。全方以温为主，调气降逆为辅，三焦阴寒皆可用之。

12. 一贯煎

【出处】《续名医类案》。

【组成】北沙参、麦门冬、当归、生地黄、枸杞子、川楝子。

【功效】滋养肝肾，疏肝理气。

【主治】肝肾阴虚，肝气不舒。症见胸脘胁痛，吞酸吐苦，咽干口燥，舌红少津，脉弦细或虚弦。

一贯煎是滋阴疏肝名方，宜养肝阴，疏肝气。方中枸杞子性味甘平，滋肝肾之阴，为君药。肝藏血，肾藏精，精血相生，肝肾同源，配以生地滋养肾阴。当归补血养肝，与生地共为臣药，助枸杞子补肝阴，养肝血。佐以北沙参、麦门冬养阴生津，润肺清燥；川楝子苦寒清热，疏肝理气。全方重点虽在滋阴养血，作用却是以柔肝而代疏肝，因而对于肝肾阴虚，血燥气郁，肝气横逆所致之胁肋疼痛,胸腹胀满,泛酸口苦,咽干口燥,疝气癥瘕种种病症,均有一定的效果。

（二）单方验方及中成药

（1）三九胃泰冲剂：由三桠苦、九里香、白芍、生地、木香等组成。具有消炎止痛、理气健胃之功效。适用于浅表性胃炎、糜烂性胃炎、萎缩性胃炎等慢性胃炎。

（2）胃苏冲剂：由苏梗、香附、陈皮、佛手等组成。具有理气消胀、和胃止痛之功效。适用于慢性胃炎及消化性溃疡。

（3）摩罗丹：由三七、茵陈、鸡内金等组成。具有和胃降逆、健脾消胀、通络定痛之功效。适用于慢性萎缩性胃炎及胃痛。

（4）胃复春片：由香茶菜、枳壳等组成。具有健脾益气、活血解毒之功效。适用于慢性浅表性胃炎、萎缩性胃炎、肠腺化生、肠上皮不典型增生（胃癌癌前病变）、胃癌术后辅助治疗。

（5）鸡内金10克,香橼皮10克,共研细末,每次服1~2克。具有行气导滞之功效。适用于食滞性慢性胃炎。

（6）金香消胀散：郁金6克,广木香6克,香附6克,干姜6克,共为细末,日服1~2次,每次3~6克,米汤送下。具有行气消痞、散寒和胃之功效。适用于气滞型慢性胃炎。

（三）针灸及外治疗法

1. 针灸疗法

（1）体针：取足三里、中脘、内关、阴陵泉、脾俞、胃俞。毫针刺,虚证用补法,实证用泻法。每日1次,留针15~20分钟,15日1个疗程。

（2）灸法：取中脘、足三里。使用艾条灸或隔姜灸,每日1次,10~15日1个疗程。

2. 推拿疗法

取俯卧位,沿脊柱及其两侧（督脉和足太阳膀胱经）做擦法。重点在第一胸椎至第二胸椎之间部位,做5~10分钟,然后点按膈俞、肝俞、脾俞、胃俞或上背部出现的压痛反应点,再沿脊柱及其两侧做掌推法。

3. 烫熨法

麸皮30克,拌炒生姜渣15克,炒热后用布包裹,揉熨患处。适用于脾胃虚弱,脏寒痞满。

4. 按摩疗法

双手烘热,按摩患处。

四、历代医论

虚寒之痞,凡过于忧思,或过于劳倦,或饥饱失时,或病后脾气未醒,或脾胃素弱之人,而妄用寒凉克伐之剂,以致重伤脾气者,皆能有之……察其脉则缓弱无神,或弦多胃少,察其形则色平气怯,是皆脾虚不运而痞塞不开也。此证极多,不得因其不食,妄用消耗,将至胃气日损,则变证百出矣。治宜温补,但使脾肾气强,则痞满开而饮食自进,元气自复矣。又凡脾胃虚者,多兼寒证,何也?盖脾胃属土,土虚者多因无火,土寒则气化无权,故多痞满,此即寒生于中也。亦有为生冷外寒所侵,而致中寒者,然胃强则寒不能侮,而寒能胜之,总由脾气之弱耳。(明代张景岳《景岳全书》)

若气不顺,逆上为痞,此乃虚痞,愈疏而痞愈作,宜于收补中微兼疏通之意,不可过用香剂……虚人停滞不散,心下痞,或宽或急,常喜热物者,枳实理中汤。老人虚人,脾胃虚弱,转运不及,饮食不化而作痞者,九味资生丸,饱闷常嚼一丸;或六君子加香、砂、山楂、曲蘖之类……举世治中满痞胀,不问虚实,咸禁甘草,殊不知古人所谓中满勿食甘者,指实满而言也。若自觉满而外无腹胀之形者,当以甘治之。(清代张璐《张氏医通》)

五、名家验案

甘露镇华姓年五十余。脘中痞硬,中脘穴高突,按之坚硬不痛。余曰:此气阻积滞壅塞,急宜化滞理气,用枳、朴、槟榔、麦芽、神曲、木香、瓜蒌、砂仁、青皮之类。服两剂,下燥粪甚多,脘中平软如故。后服参苓白术散十余剂,胃苏而愈。(清代余听鸿《余听鸿医案》)

常熟大步道巷余姓,年五十余。素嗜洋烟,时正酷暑,忽呕泻交作。邀余诊之,进以胃苓汤加藿香、半夏。明日呕、泻均止,脉静身凉,毫无所苦。惟神倦好寐,脘中坚硬,按之作痛拒按。病家以为病愈,余曰:病入阴脏,微见干哕。即进大剂附子理中汤加生姜之法。党参五钱,白术二钱,干姜一钱,附子八分,炙草五分,姜汁冲服。一剂,觉脘中稍舒。再服一剂,而哕亦止,脘中已舒。吾友问曰:脘中拒按,何以反进参术,实所未解?余曰:吸烟之人,素体本弱,又经大吐大泻,断无食滞内停,其脘中坚硬者,乃中虚浊阴蟠踞,虚痞于上也。霍乱之后,太阴必虚,法用理中,吐者加生姜,腹满加附子,腹痛加人参。故轻用术而加附子、人参、生姜,俾阳气充足,浊阴自散,哕可止而痞满自除。断无大吐大泻之后,而有实结胸者。(清代余听鸿《余听鸿医案》)

(申定珠)

老年便秘

老年便秘系老年人气血津液亏耗或阳运不足，以致大便干结、排出困难或不尽，粪便在肠内滞留过久、排便周期延长的病证。

便秘始载于《黄帝内经》，称之为"后不利""大便难"。《素问·厥论》："太阴之厥，则腹满䐜胀，后不利。"《素问·至真要大论》："太阴司天，湿淫所胜……大便难。"汉代张仲景谓便秘为"脾约""闭""阴结""阳结"，认为便秘与寒、热、气滞有关，以麻子仁丸、厚朴三物汤等治疗，以蜜煎导、猪胆汁导等外用药塞肛通便。《金匮要略·五脏风寒积聚病脉证治》："趺阳脉浮而涩，浮则胃气强，涩则小便数，浮涩相搏，大便则坚，其脾为约，麻子仁丸主之。"《金匮要略·腹满寒疝宿食病脉证治》："病而闭者，厚朴三物汤主之。"《伤寒论·辨脉法》："脉有阴结阳结者，何以别之？答曰：气脉浮而数，能食不大便者，此为实，名曰阳结也，期十七日当剧；其脉沉而迟，不能食，身体重，大便反硬，名曰阴结也，期十四日当剧。"

隋代《诸病源候论》认为便秘原因诸多。《诸病源候论·大便难候》："大便难者，由五脏不调，阴阳偏有虚实，谓三焦不和则冷热并结故也。"《诸病源候论·大便不通候》："邪在肾亦令大便难""渴利之家，大便亦难""大便不通者，由三焦五脏不和，冷热之气不调，热气偏入肠胃，津液竭燥，故令糟粕否结，壅塞不通也"。宋代《类证活人书》称为"大便秘"，认为热和寒均可致便秘。"手足冷而大便秘，小便赤或大便黑色，脉沉而滑。曰：此名阳证似阴也"；"阳盛则促，阴盛则结。"

金元时期，李东垣首次提出"有老年气虚，津液不足，而燥结者"，重视肾阴亏损因素，强调治病求其本，不可一概用巴豆牵牛之类下之，损其津液，而致燥结愈者。《兰室秘藏·大便燥结》："'金匮真言论'云：北方黑色，入通于肾，开窍于二阴，藏精于肾；又云：肾主大便，大便难者，取足少阴。盖肾主五液，津液润则大便如常，若饥饱失节，劳役过度，损伤胃气及食辛热味厚之物而助火邪，伏于血中，耗散真阴，津液亏少，故大便结燥。然结燥之病不一，有热燥，有风燥，有阳结，有阴结。又有年老气虚，津液不足而结燥者。治法云：肾恶燥，急食辛以润之，结者散之……大抵治病必究其源，不可一概用巴豆、牵牛之类下之,损其津液,燥结愈甚。"朱丹溪提出"虚人脏冷而血脉枯,老人脏寒而气道涩,此大肠之挟冷然也","燥结血少不能润泽,理宜养阴",强调"肠胃受风,润燥秘涩,此证以风气蓄而得之";老人便秘"宜以药滑之",不可"妄以峻利药逐之""如妄议峻利药逐之,则津液走,气血耗,虽暂通而即秘矣"。

明代李中梓忌妄用攻下,《医宗必读·大便不通》认为老年便秘"法当补养气血,便津液生则自通""每见江湖方士,轻用硝黄者十伤四五,轻用巴豆者十伤七八,不可不谨也,或久而愈结,或变为肺痿吐脓血,或饮食不进而死"。张景岳用之理法较为简明,《景岳全书·秘结》:"秘结一证,在古方书有虚秘、风秘、气秘、热秘、寒秘、湿秘等说。而东垣又有热燥、风燥、阳结、阴结之说,此其立名太烦,又无确据,不得其要而徒滋疑惑,不无为临症之害也。不知此证之当辨者惟二,则曰阴结、阳结而尽之矣。盖阳结者邪有余,宜攻宜泻者也;阴结者,正不足,宜补宜滋者也……有火者便是阳结,无火者便是阴结。""凡下焦阳虚则阳气不行,阳气不行则不能传送而阴凝于下,此阳虚而阴结也。"。《证治要诀·大便秘》:"又有老人津液干燥,是名虚证。妇人分产亡血,及发汗利小便,病后血气未复,皆能作秘,俱宜麻仁丸。"清代《石室秘录·大便闭结》指出便秘与肺有关,"大便闭结者,人以为大肠燥甚,谁知是肺气燥乎?肺燥则清肃之气不能下行于大肠"。叶天士《临证指南医案》认为老年便秘病机有"火不生土",阴虚传送无力;"老年血枯",胃肠失润;"年高下焦阴弱,六腑之气不利""年高上窍闭、则下窍不出"。沈金鳌认为老年便秘虽总由气血亏虚、津液不足,但有肠胃积热、风秘及虚而兼风、兼气、兼血等。

老年便秘在西医学常见于老年人功能性便秘以及肠易激综合征、慢性结肠炎、结核病、肠扭转、高热、脱水、失血、药物等所致便秘。

一、病因病机

老年便秘在历代医家的论述中,或从阴阳,或从虚实,或从寒热以辨之。临床上老年便秘以虚秘为多见,老年人脏腑功能低下,气血津液亏耗,大肠传导功能失常而致本病。导致便秘的原因甚多,或因气虚阴亏,或因寒凝,或因气滞等,皆可使大肠传导功能失常,与脾、肾、肝等脏腑功能失调密切相关。脾主运化,脾虚而中气不足,气虚推动无力、糟粕内停而致便秘;肾主五液、司二便,肾阳不足,命门火衰而阴寒凝结;又因精血互生、肾精亏耗,精血不足,故肠道干涩,皆可致秘;肝为情志之官,忧思郁怒,情志不展,气机失其通达,传导失职,糟粕内停而大便秘结。

二、中医辨证

老年人便秘由于年龄、久病等因素,脾气亏虚、健运失职、肠失濡润所致,临床表现常以虚证为主,多见气虚、血虚及阳虚,并可有胃肠积热、气滞、血瘀等兼证。

1. 气虚证

大便秘结,神疲气怯,舌淡苔薄,脉虚。可伴见面色㿠白,临厕努挣乏力,甚则汗出短气等症。

2. 血虚证

大便秘结,面色无华,舌淡,脉细涩。可伴见头眩,心悸等症。

3. 阳虚证

大便秘结,喜热恶凉,苔白润,脉沉迟。可伴见面色㿠白,尿清肢冷等症。

4. 兼证

(1)兼胃肠积热:大便秘结,小便短赤,面红身热,或腹胀腹痛,口干口臭,舌红苔黄或腐黄燥,脉滑数。

(2)兼气滞:大便秘结,欲便不得,嗳气频作,胸胁痞满,甚则腹中胀痛,纳食减少,舌苔薄腻,脉弦。

(3)兼血瘀:大便秘结,或腹胀腹痛,舌黯或有瘀斑。

三、治疗方法

(一)常用方剂

1. 黄芪汤

【出处】《金匮翼》。

【组成】黄芪、陈皮、火麻仁、白蜜。

【功效】益气润肠。

【主治】气虚便秘。症见虽有便意,临厕努挣乏力,挣则汗出短气,便后疲乏,大便并不干结,面色㿠白,神疲气怯,舌淡嫩,苔薄,脉虚。

本方重在益气润下。方中黄芪为补益脾、肺之要药,火麻仁、白蜜润肠通便,陈皮理气。气虚甚者,可加党参、白术以增强补气之功;若气虚下陷、肛门坠胀,可合用补中益气汤以益气升阳举陷,使脾肺之气得以内充,则传送有力,大便通畅。

2. 润肠丸

【出处】《沈氏尊生书》。

【组成】当归、生地、枳壳、桃仁、麻仁。

【功效】养血润肠通便。

【主治】血虚便秘。症见大便秘结,面色无华,头晕目眩,心悸,唇舌淡,脉细涩。

本方重在补血润下。方中生地、当归滋阴养血,与麻仁、桃仁同用,兼能润燥通便;枳壳引气下行。若因血少而致阴虚内热,出现烦热、口干、舌红少津,可加玄参、生首乌、知母以清热生津。若津液已复,便仍干燥,可用五仁丸以润肠通便。

上述气虚、血虚的便秘,有时单一出现,有时相兼而至,治法应两者合参,按其气血偏虚的程度而区别用药,不可执一而论。此外,老年下元亏虚所致便秘,大便虽数日未解,不致引起脘腹明显不适,但多形体消瘦、精神不足、腰膝酸软、肌肤欠润泽等,治宜润肠通便,可予肉苁蓉、麻仁之类;不效,再加黄芪、当归益气养血之品,气血流畅,则大便自调。

3. 通幽汤

【出处】《脾胃论》。

【组成】桃仁、红花、生地黄、熟地黄、当归、炙甘草、升麻。

【功效】活血通络润降。

【主治】胃肠燥热,津液损伤,幽门闭塞,浊气不降。症见幽门不通,大便难;逆气上冲,吸门不开,饮食不下,或食入反出,大便燥结。

通幽汤中生地黄、熟地黄、当归身三药合用,以滋阴养血润燥,扶正固本,正如张洁古所言:"养正积自除。"桃仁、红花活血化瘀润燥,升麻通调气机,舒畅胃气而上升清气,下降浊气,使幽门得通,噎塞便秘自然消除;槟榔下行而破气滞;甘草益气补中、缓急止痛、调和诸药。全方具有益气养血、行气活血、化瘀消癥之功效。《兰室秘藏·卷下》亦载此方,其中桃仁泥一钱,炙甘草一分,并调槟榔细末五分。现代以此制丸或胶囊应用居多。

4. 济川煎

【出处】《景岳全书》。

【组成】当归、牛膝、肉苁蓉、泽泻、升麻、枳壳。

【功效】温肾益精,润肠通便。

【主治】肾阳虚弱,精津不足。症见大便秘结,小便清长,腰膝酸软,头目眩晕,舌淡苔白,脉沉迟。

本方重在温阳通便。方中肉苁蓉、牛膝温补肾阳、润肠通便;当归养血润肠;升麻升清降浊。《重订通俗伤寒论》曰:"夫济川煎,注重肝肾,以肾主二便,故君以苁蓉、牛膝滋肾阴以通便也。肝主疏泄,故臣以当归、枳壳,一则辛润肝阴,一则苦泄肝气。妙在升麻升清气以输脾,泽泻降浊气以输膀胱,佐蓉、牛膝以成润利之功。"

5. 大黄附子汤

【出处】《金匮要略》。

【组成】大黄、附子、细辛。

【功效】温里散寒,通便止痛。

【主治】寒积里实。症见腹痛便秘,胁下偏痛,发热,手足厥冷,舌苔白腻,脉弦紧。

本证主治因寒邪与积滞互结于肠道所致。大黄配伍附子、细辛则寒性被制而泻下之功犹存,为去性取用之法。附子与细辛相配是仲景治疗寒邪伏于阴分的常用组合,与苦寒泻下之大黄同用,重在制约大黄寒性,即变助阳解表而为温下之法,方中附子用量较麻黄细辛附子汤为大,意在温阳通便、温下寒积。

(二)单方验方及中成药

(1)番泻叶3~6克,开水冲泡后饮用,不宜久服,连续服用不超过3日。

(2)黑芝麻20~30克,研碎后加蜂蜜、温开水适量冲服。

（3）炒决明子 10~15 克，开水冲泡后饮用，不宜久服。

（4）新鲜红薯 50 克，大米 50 克煮粥，每日 1 次，可经常服用。

（5）新鲜玉米煮熟或蒸熟后食用，每日 1 根，可经常服用。

（6）新鲜黄瓜洗净去皮后食用，每日 1~2 根，可经常服用。

（7）牛黄解毒片：口服，每次 3 片，每日 2~3 次，不宜久服，连续服用不宜超过 3 日。

（8）一清胶囊：口服，每次 2 粒，每日 3 次，不宜久服，连续服用不宜超过 3 日。

（9）麻仁丸：水蜜丸，口服，每次 9 克，每日 1~2 次，可经常服用。

（三）针灸及外治疗法

1. 针灸疗法

气滞便秘者，针刺大敦、足三里、支沟、天枢，用泻法；热结便秘者，针刺天枢、足三里、大肠俞、支沟，用泻法；气虚便秘者，针刺膈俞、足三里、关元、脾俞，用平补平泻法，并加灸法；阴血亏损之便秘，针刺三阴交、脾胃俞、大肠俞、三焦俞，用平补平泻法；阳虚便秘者，针刺大肠俞、肾俞、命门、气海，用补法，并用艾炷灸，另配支沟，用泻法。

2. 推拿疗法

（1）腹部：① 手法：一指禅推法，摩法，按揉法；② 取穴及部位：中脘、天枢、大横、关元；③ 操作要求：患者仰卧位，医生坐于右侧。先以轻快的一指禅推法在中脘、天枢、大横、关元穴治疗，每穴 1 分钟，然后以顺时针方向按摩腹约 10 分钟，再以指按揉中脘、天枢、大横穴，并用掌摩横结肠、乙状结肠。

（2）背部：① 手法：一指禅推法，按法，揉法，擦法；② 取穴：肝俞、脾俞、胃俞、肾俞、大肠俞、长强；③ 操作要求：患者俯卧位，医生坐于右侧，先以一指禅推法治疗背部两侧膀胱经，沿肝俞、脾俞向下推至八髎穴，往返 5 分钟，然后用按揉法在肾俞、大肠俞、长强穴治疗，往返 3 次，再以擦法擦热长强。

3. 提盆法

草乌为极细末，葱白 1 根，蘸草乌末纳肛门即通。此即霹雳箭，可治大小便不通。（《杂病源流犀烛》）

4. 火熨法

大黄 30 克、巴豆 15 克为末,葱白 10 枚,酒曲和咸饼,加麝香 0.9 克,贴脐上,布护火熨,觉肠中响甚去之。(《证治汇补》)

四、历代医论

凡人五味之秀者养脏腑,诸阳之浊者归大肠,大肠所以司出而不纳也。今停蓄蕴结,独不得其疏导,何哉?抑有由矣。热邪入里,则胃有燥粪,三焦伏热,则津液中干,此大肠之挟热然也;虚人脏冷而血脉枯,老人肠寒而气道涩,此大肠之挟冷然也。腹胀痛闷,胸痞欲呕,此证结聚,以宿食留滞得之;肠胃受风,涸燥秘涩,此证闭塞,以风气燔灼得之。若夫气不下降而谷道难,噫逆冷满,必有其证矣。(南宋杨士瀛《仁斋直指方》)

肾主五液,津液润则大便如常。若饥饱劳役,损伤胃气,及食辛热厚味之物,而助火邪伏于血中,耗散真阴,津液亏少,故大肠结燥。然结燥之病不一,有热燥、有风燥,有阳结、有阴结;又有老年气虚,津液衰少而结者。(金代李东垣《东垣试效方》)

老人便结,大都皆属血燥。盖人年四十而阴气自半,则阴虚之渐也。此外则愈老愈衰,精血日耗,故多有干结之证。治此之法无他,惟虚者补之,燥者润之而尽之矣。然亦当辨其虚实微甚,及有火无火,因其人而调理之可也。(明代张景岳《景岳全书》)

五、名家验案

顿有老人,年八十岁,脏腑涩滞,数日不便,每临后时,目前星飞,头目昏眩,鼻塞腰痛,积渐食减。纵得食,便结燥如弹。一日,友人命食血脏、葵羹、油炸菠菱菜,遂顿食之,日日不乏,前后皆利,食进神清,年九十岁无疾而终。《图经》云:菠菜寒利肠胃,芝麻油炒而食之利大便,葵宽肠利小溲。年老之人,大小便不利,最为急切。此亦偶得泻法耳。(金代张从正《儒门事亲》)

沈望亭,年近古稀,常患胁痛,用行气药及当归龙荟丸即愈;后患便秘,遂服润肠丸,便虽通而饮食渐减,胸膈不舒,有时温温作痛,若数日不服,又秘而不通。一医以高年血不足所致，投以四物汤，数剂之后，并小便亦不通，三日胀急殊甚。蜜导，熨脐，百计不解。予诊其脉，沉迟而弱，细询其平日大便有欲解之状，及解又润而不燥。予曰：此非血秘，是气虚不能传送所致也。因用补中益气汤，少以木香、白豆蔻佐之，二剂二便俱通。自此每常服一剂，不惟无秘结之患，且饮食倍增，胁痛亦不作矣。（明代陆养愚、陆肖愚、陆祖愚《陆氏三世医验》陆养愚案）

（申定珠）

老年眩晕

老年眩晕系老年人因肝肾亏损、气血虚衰，以头晕、眼花为主症的一类病证。眩即眼花，晕是头晕，两者常同时并见，故统称为"眩晕"，其轻者闭目可止，重者如坐车船，旋转不定，不能站立，或伴有恶心、呕吐、汗出、面色苍白，甚至昏倒等症状。部分重症多为中风、晕厥之先兆，积极防治具有重要意义。

眩晕，始载于《黄帝内经》，称为"目眩""眩冒""目运""眴仆"等，述其证为"目为之眩""脑转耳鸣，胫酸眩冒""头重，足不能行，发为眴仆"等，对病因病机有"肝风""气虚""肾虚"等论述，如《素问·至真要大论》："诸风掉眩，皆属于肝。"《灵枢·卫气》："上虚则眩。"《金匮要略》首创痰饮致眩之说，并提出了治疗方药，如云"心下有痰饮，胸胁支满，目眩，苓桂术甘杨主之""心下有支饮，其人苦冒眩，泽泻汤主之"。刘完素以"风火"立论，如《素问玄机原病式·五运主病》"所谓风气甚而头目眩运者，由风木旺，必是金衰不能制木，而木复生火，风火皆阳，多为兼化，阳主乎动，两动（阳）相搏，则为之旋转"。朱丹溪则更进一步强调主于痰，如《丹溪心法·头运》："头运痰挟气虚并火，治痰为主，加补气药及降火药。无痰不作眩，痰因火动。"金代成无己《伤寒明理论》首次提出"眩晕"病名，后世一直沿用。明代张景岳在《黄帝内经》"上虚则眩"的理论基础上，对下虚致眩作了详尽论述，《景岳全书·眩运》："头眩虽属上虚，然不能无涉于下。盖上虚者，阳中之阳虚也；下虚者，阴中之阳虚也。阳中之阳虚者，宜治其气，如四君子汤……归脾汤、补中益气汤……阴中之阳虚者，宜补其精，如……左归饮、右归饮、四物汤之类是也。然伐下者必枯其上，滋苗者必灌其根。所以凡治上虚者，犹当以兼补气血为最，如大补元煎、十全大补汤诸补阴补阳等剂，俱当酌宜用之。"强调"眩运一证，虚者居其八九，而兼火兼痰者不过十中一二耳"；"丹溪则曰无痰不作眩，当以治痰为主。余则曰无虚不作眩，当以治虚为主，而酌兼其标。"明代龚廷贤《寿世保元·眩晕》集前贤之大成，对眩晕的病因、脉象都有详细论述，并分证论治眩晕，如半夏白术汤证（痰涎致眩）、补中益气汤证（劳役致眩）、清离滋饮汤证（虚火致眩）、十全大补汤证（气血两虚致眩）等，至今仍值得临床借鉴。清林佩琴《类证治裁》："头为诸阳之会，烦劳伤阳，阳升风动，上扰巅顶。耳目乃清空之窍,风阳旋沸,斯眩晕作焉。良由肝胆乃风木之脏,相火内寄,其性主动主升……或由高年肾液已衰,水不涵木……此《经》所谓诸风掉眩,皆属于肝也。"提出年老肾虚,水不涵木为眩晕病因之一。清代唐容川《血证论·瘀血》:"瘀血攻心,心痛头眩。"指出了瘀血为致晕的因素。至清代对本病的认识更加全面,形成了一套较完整的理法方药体系。

老年眩晕在西医学常见于高血压、低血压、低血糖、贫血、梅尼埃病、脑动脉硬化、椎-基底动脉供血不足、神经衰弱、颈椎病等病,临床表现以眩晕为主要症状者。

一、病因病机

临床上老年眩晕多责之于虚,或虚中挟实,盖年老肝肾亏损,气血虚衰,易发生眩晕。导致眩晕的原因甚多,或因年老肾精亏虚,不能生髓,髓海不足,脑失所养,发为眩晕;或因年老肾水亏虚,水不涵木,阴虚阳亢,风阳上扰而致;或因年老阳虚,阳微阴盛;或饮食不节,恣食生冷肥甘,损伤脾胃,脾虚失运,聚湿生痰,痰浊上犯,蒙蔽清阳;或因年老气虚血亏,气虚则清阳不展,血虚则脑失所养而致;或因年迈气虚,帅血无力,血行不畅,则血虚血瘀,或肝气郁结,日久伤阴,可见阴虚血瘀,或痰阻气机,则痰浊血瘀,诸种血瘀致瘀血阻络,脑失充盈发为眩晕。

眩晕病位主要在脑,与肝、脾、肾等脏腑密切相关。本病是一个本虚标实的证候,本虚系肝、脾、肾的气血阴精不足,标实为风、火、痰、瘀之邪实,而以上各种病因又可相互影响,互相转化,形成虚实夹杂之症;或阴损及阳,阴阳两虚。肝风、痰火上扰清窍,进一步发展可上蒙清窍,阻滞经络,而形成中风;或突发气机逆乱,清窍暂闭或失养,而引起晕厥。

二、中医辨证

老年人眩晕由于年龄、久病过劳、情志失调、饮食不节及先天禀赋不足等因素,临床表现常以肝肾阴虚、气血亏虚等虚证为主,并可见阳亢、痰浊、血瘀等兼证。

1. 肝肾阴虚证

眩晕久发不止,视力减退,两目干涩,少寐健忘,心烦口干,耳鸣,神疲乏力,腰酸膝软,舌红苔薄,脉弦细。

2. 气血亏虚证

眩晕动则加剧,劳累即发,面色㿠白,唇甲不华,发色不泽,心悸少寐,神疲懒言,饮食减少,舌质淡,脉细弱。

3. 兼证

(1)兼阳亢:可兼见头痛且胀,每因烦劳或恼怒而头晕头痛加重,面色潮红,急躁易怒,少寐多梦。

(2)兼痰浊:可兼见头重如蒙,胸闷恶心,食少多寐,苔白腻,脉濡滑。

(3)兼血瘀:可兼见健忘,失眠,心悸,面唇紫暗,舌黯或有瘀点瘀斑,脉弦涩或细涩。

三、治疗方法

(一)常用方剂

1. 左归丸

【出处】《景岳全书》。

【组成】熟地黄、山茱萸、山药、川牛膝、枸杞子、菟丝子、鹿角胶、龟板胶。

【功效】滋阴补肾,填精益髓。

【主治】真阴亏虚、元精不足证。症见眩晕,神疲健忘,腰膝酸软,耳鸣耳聋,发脱齿摇,或两足跟痛,步履艰难,口燥舌干,舌红苔少,脉细。

左归丸为滋补肾阴的代表方剂,由明代名医张景岳创立,意在"壮水之主,以培左肾之元阴",故命以"左归"。方中重用熟地黄为君,与山茱萸、山药组成"三补"之配伍,合以川牛膝、枸杞子、菟丝子补益肝肾,血肉有情之品鹿角胶、龟板胶填补精髓。诸药力补无泻、纯甘壮水,以促左肾之元阴归复。若阴虚生内热,表现咽干口燥,五心烦热,潮热盗汗,舌红,脉弦细数者,可加鳖甲、知母、青蒿等滋阴清热;心肾不交,失眠、多梦、健忘者,加阿胶、鸡子黄、酸枣仁、柏子仁等交通心肾,养心安神;若水不涵木,肝阳上亢者,可加清肝、平肝、镇肝之品,如龙胆草、柴胡、天麻等。

2. 六味地黄丸

【出处】《小儿药证直诀》。

【组成】熟地黄、山茱萸、干山药、泽泻、牡丹皮、白茯苓。

【功效】滋阴补肾。

【主治】肝肾阴虚。症见眩晕久发不已,视力减退,两目干涩,少寐健忘,心烦口干,耳鸣,神疲乏力,腰酸膝软,遗精,舌红苔薄,脉弦细。

方中重用熟地滋阴补肾,填精益髓为君;山茱萸补肝肾,并能涩精,取"肝肾同源"之意;山药补脾固肾,共为臣药。泽泻利湿而泻肾浊,并减熟地之滋腻;茯苓淡渗脾湿,并助山药之健运;牡丹皮清虚热,并制山茱萸之温涩,三药共为佐药。六味合用,三补三泻,补重于泻;肝脾肾三阴并补,以补肾为主。若阴虚火旺而见盗汗、五心烦热者,加知母、黄柏等清虚热泻相火;大便干结者,加肉苁蓉、柏子仁、桃仁等通便;失眠者,加酸枣仁、珍珠母、合欢花等安神;腰膝酸软者,加杜仲、桑寄生、牛膝等补肝肾强腰膝;两目干涩,视物昏花者,加枸杞、菊花等养肝明目。

3. 大补阴丸

【出处】《丹溪心法》。

【组成】黄柏、知母、熟地黄、龟板、猪脊髓。

【功效】滋阴降火。

【主治】肝肾阴虚,虚火上炎。症见眩晕,骨蒸潮热,面红升火,盗汗遗精,咳嗽咯血,心烦易怒,足膝疼痛,舌红少苔,尺脉数而有力。

方中君药熟地、龟板滋补真阴,潜阳制火;猪骨髓、蜂蜜俱为血肉甘润之品,用以填精补阳以生津液,此为"培本"。臣药黄柏苦寒泻相火;知母苦寒,上以清润肺热,下以滋润肾阴,以存阴液,平其阳亢,此为"清源";且猪脊髓、蜂蜜助龟板、熟地滋补精髓,兼制知母、黄柏之苦燥。诸药合用,培本清源,使真阴得养,虚火内清。若肝阳上亢,甚至动风者,可加天麻、钩藤、石决明、生龙骨、生牡蛎等平肝潜阳之品;失眠者,可加酸枣仁、珍珠母、合欢花等安神。

4. 大定风珠

【出处】《温病条辨》。

【组成】生白芍、干地黄、麦门冬、麻仁、五味子、阿胶、生龟板、生牡蛎、鳖甲、鸡子黄、炙甘草。

【功效】滋阴息风。

【主治】阴液耗伤，虚风内动。症见眩晕耳鸣，遇劳、恼怒加重，肢麻震颤，失眠多梦，急躁易怒，舌红苔黄，脉弦。

本方是由三甲复脉汤加五味子、鸡子黄组成，三甲复脉汤出于吴鞠通的《温病条辨》，化裁于张仲景的炙甘草汤，是将原方去人参、桂枝、生姜、大枣，加生白芍，改生地黄为干地黄，再加生牡蛎、龟甲、鳖甲而成。方用血肉有情之品鸡子黄、阿胶为君，吴鞠通自释鸡子黄"为血肉有情，生生不已，乃奠安中焦之圣品……能上通心气，下达肾气……其气焦臭，故上补心，其味咸寒，故下补肾"，阿胶甘平滋润，入肝补血，入肾滋阴。二药合用，为滋阴息风的主要配伍。臣以麦门冬、生地、白芍滋阴增液，养血柔肝；生龟板、生鳖甲、生牡蛎益阴潜阳，平肝息风，六者共助君药滋阴息风之效。佐以麻子仁养阴润燥；五味子酸收，收敛欲脱之阴；甘草调和诸药，与白芍配伍，酸甘化阴。诸药合用，峻补真阴，潜阳息风，使阴液得复，筋脉得养，则虚风自息，病症可痊。临床若见心烦不眠、郁热上扰者，加黄连、栀子、淡豆豉等清热除烦；气虚甚者，加生黄芪、黄精等补气；兼血瘀者，加延胡索、鸡血藤、桃仁、红花等活血；兼气滞者，加柴胡、郁金等疏肝解郁。

5. 天麻钩藤饮

【出处】《中医内科杂病证治新义》。

【组成】天麻、钩藤、生决明、山栀子、黄芩、川牛膝、杜仲、益母草、桑寄生、夜交藤、朱茯神。

【功效】平肝潜阳，滋养肝肾。

【主治】肝肾阴虚，肝阳上亢。症见眩晕耳鸣，头痛且胀，遇劳、恼怒加重，肢麻震颤，失眠多梦，急躁易怒，舌红苔黄，脉弦。

方中天麻、钩藤、石决明平肝息风；黄芩、栀子清肝泻火；益母草活血利水；牛膝引血下行，配合杜仲、桑寄生补益肝肾；茯神、夜交藤养血安神定志。全方共奏平肝潜阳，滋补肝肾之功。若见阴虚较盛，舌红少苔，脉弦细数较为明显者，可选生地、麦门冬、玄参、何首乌、生白芍等滋补肝肾之阴；若肝阳化火，肝火亢盛，表现为眩晕、头痛较甚，耳鸣、耳聋暴作，目赤，口苦，舌红苔黄燥，脉弦数，可选用龙胆草、牡丹皮、菊花、夏枯草等清肝泻火；便秘者可选加大黄、芒硝或当归龙荟丸以通腑泄热；眩晕剧烈，呕恶，手足麻木或肌肉瞤动者,有肝阳化风之势,可加珍珠母、生龙骨、生牡蛎等镇肝息风,必要时可加羚羊角以增强清热息风之力。

6. 镇肝熄风汤

【出处】《医学衷中参西录》。

【组成】怀牛膝、生赭石、生龙骨、生牡蛎、生龟板、生杭芍、玄参、天门冬、川楝子、生麦芽、茵陈、甘草。

【功效】镇肝息风,滋阴潜阳

【主治】肝阳偏亢,肝风上扰。症见目胀耳鸣,脑部热痛,心中烦热,面色如醉;或时常噫气,或肢体渐觉不利,口角渐形㖞斜;甚或眩晕颠仆,昏不知人,移时始醒;或醒后不能复原,精神短少,脉弦长有力。

本方重用牛膝以引血下行为君,佐以代赭石、龙骨、牡蛎镇肝息风治其标,配以龟板、玄参、天门冬、杭芍滋养肝肾之阴治其本,更佐助牛膝以引血下行,反佐川楝子、茵陈、生麦芽以顺肝之调达之性,标本兼顾,为其配伍特点。心中烦热甚者,加石膏、栀子以清热除烦;痰多者,加胆南星、竹沥水以清热化痰;尺脉重按虚者,加熟地黄、山茱萸以补肝肾;兼有瘀血者,可加桃仁、红花、丹参、地龙等活血通络。

7. 归脾汤

【出处】《太平惠民和剂局方》。

【组成】白术、白茯苓、黄芪、龙眼肉、酸枣仁、人参、木香、炙甘草、当归、远志。

【功效】益气补血,健脾养心。

【主治】心脾两虚,气血不足。症见眩晕,气短乏力,面色㿠白,发枯不润,唇甲不华,心悸少寐,多梦易醒,体倦懒言,神疲纳呆,舌质淡,脉细弱。

方以黄芪、人参、白术、当归健脾益气生血;龙眼肉、茯神、远志、酸枣仁养心安神;木香理气醒脾,使其补而不滞;甘草调和诸药。全方有补养气血,健运脾胃,养心安神之功效。若食少便溏,脾胃较弱者,当归宜炒,木香宜煨,并酌加茯苓、薏苡仁、泽泻、砂仁、六曲等健脾和胃;若气虚卫阳不固,自汗时出,易于感冒,重用黄芪,加防风、浮小麦益气固表敛汗;脾虚湿盛,泄泻或便溏者,加薏苡仁、泽泻、炒扁豆,当归炒用健脾利水;若兼见形寒肢冷,腹中隐痛者,可加桂枝、干姜以温中助阳;如血虚偏甚者,可加熟地、阿胶、紫河车等滋阴养血之品。若中气不足,清阳不升者,时时眩晕,面白少神,便溏下坠,脉象无力者,可选用补中益气汤加葛根、蔓荆子、荷叶等益气补中,升清益脑。

(二)单方验方及中成药

(1)罗布麻叶,每日 10~15 克,泡水代茶饮用。适用于有热象或浮肿的眩晕。

(2)苦丁茶 10 克,夏枯草 50 克,菊花 30 克,泡水代茶饮用。适用于肝火旺盛的眩晕。

(3)泽泻 30 克,炒白术 15 克,怀牛膝 30 克,泡水代茶饮用。适用于脾虚痰浊型眩晕。

(4)玉米须 30 克,泡水代茶饮用。适用于眩晕下肢浮肿者。

(5)生代赭石 46 克,夏枯草、法半夏、车前子各 18 克,每日 1 剂,水煎分2 次服。适用于痰湿内蕴眩晕。

(三)针灸及外治疗法

1. 针灸疗法

(1)体针:主穴为曲池、三阴交、足三里、太冲,头晕加印堂、百会,失眠加神门,心悸加内关。主、配穴交替针刺,中强度捻转提插手法,隔日 1 次或每周两次,7 次为 1 个疗程,建议至少 3 个疗程。

(2)耳针:降压沟、心、皮质下、肾上腺、神门、交感等耳穴,每次从中选1~2 穴,留针 3 分钟,10 次为 1 个疗程,建议至少治疗 3 个疗程。

(3)头针:取双侧晕听区,每日 1 次,5~10 日为 1 个疗程。

(4)灸法:取足三里、绝骨,按艾炷常规灸法。每穴连续灸 5~7 壮,一般灸 3~5 次。

2. 推拿按摩疗法

按百会、太阳,掌振肩井,按足三里、三阴交,每穴 1~2 分钟;按摩头部(用两手示指或中指擦抹前额,再用手掌按擦头部两侧太阳穴部位,然后将手指分开,由前额向枕后反复梳理头发),每次 5~10 分钟;擦腰背(两手握拳,用力上下按摩腰背部位),每次 3~5 分钟;点穴按压(血压点在第六颈椎两侧5 厘米处),每次 3~5 分钟。

3. 足疗敷药

将钩藤 20 克剪碎,冰片少许,布包,放入盆内加温水泡脚,每次 30~40 分钟,每日早晚各 1 次,10 日为 1 个疗程;或晚上临睡前,用温水洗脚泡脚,揉按脚心涌泉穴,揉搓脚趾,洗后用药粉(牛膝 30 克,吴茱萸 5 克,共为细末,分10 次外用),醋调后以胶布外敷于足心,第 2 日早晨除去,10 日为 1 个疗程。

4. 药枕疗法

菊花去蒂不限量,绿豆 90 克,蔓荆子 30 克,桑叶 90 克,亦可加入适量玫瑰花、黑豆,或菊花 1 000 克,牡丹皮、白芷、川芎各 250 克,以上药物装入洁净布袋,睡时枕头。

四、历代医论

头眩有大小之异,总头眩也,于此察之,可得虚实之情矣。何以言之?如今人之气禀薄弱者,无论少壮,或于劳倦,或于酒色之后,或忽有耳鸣如磬,或头眩眼黑,倏顷而止者,乃人所常有之事。至于中年之外,多见眩仆卒倒等证,亦人所常有之事,但忽运而忽止者,人皆谓之头运眼花,卒倒而不醒者,人必谓之中风中痰。不知忽止者,以气血未败,故旋见而旋止,即小中风也;卒倒而甚者,以根本既亏,故遽病而难复,即大头眩也,且必见于中年之外,而较之少壮,益又可知。于此察之,则其是风非风,是痰非痰,而虚实从可悟矣。(明代张景岳《景岳全书》)

头为诸阳之会,烦劳伤阳,阳升风动,上扰巅顶。耳目乃清空之窍,风阳旋沸,斯眩晕作焉。良由肝胆乃风木之脏,相火内寄,其性主动主升。或由身心过动,或由情志郁勃;或由地气上腾,或由冬藏不密;或由高年肾液已衰,水不涵木;或由病后精神未复,阴不吸阳,以至目昏耳鸣,震眩不定,甚则心悸舌辣,肢麻筋惕,瘈不成痱,动则自汗,起则呕痰(无痰不作眩)。此《经》所谓诸风掉眩,皆属于肝也。(清代林佩琴《类证治裁》)

五、名家验案

朱丹溪治一男子,年七十九岁,头目昏眩而重,手足无力,吐痰口口相续。左手脉散大而缓,右手缓而大,大不及于左,重皆按无力,饮食略减而微渴,大便三四日一行。众人皆与风药。朱曰:服此药至春深必死,此大虚症,当以补药大剂服之。众惧而去。乃教用人参、黄芪、当归、白芍、白术、陈皮，浓煎作汤，下连柏丸三十粒。如此者，服一年半，而精力如少壮时。连柏丸冬加干姜少许，余三时皆依本法。连柏皆姜汁炒为细末，又以姜汁煮糊为丸。（清代魏之琇《续名医类案》）

在津曾治东门里友人迟华章之令堂，年七旬有四，时觉头目眩晕，脑中作疼，心中烦躁，恒觉发热，两臂觉撑胀不舒，脉象弦硬而大，知系为脑充血之脱兆，治以建瓴汤（生怀山药一两，怀牛膝一两，生赭石八钱扎细，生龙骨六钱捣细，生牡蛎六钱捣细，生怀地黄六钱，生杭芍四钱，柏子仁四钱，磨取铁锈浓水以之煎药）。连服数剂，诸病皆愈，惟脉象虽不若从前之大，而仍然弦硬。因苦于吃药，遂停服。后月余，病骤反复，又用建瓴汤加减，连服数剂，诸病又愈。脉象仍未和平，又将药停服。后月余，病又反复，亦仍用建瓴汤加减，连服三十余剂，脉象和平如常，遂停药勿服，病亦不再反复矣。（民国张锡纯《医学衷中参西录》）

（楼丹飞）

老年郁证

　　老年郁证系老年人因情志不舒、气机郁滞，而致气滞、血瘀、痰结、食积、火郁，乃至脏腑不和而引起的病证。临床表现复杂多样，主要表现为心情抑郁，情绪不宁，胁肋胀痛，或易怒善悲，以及咽中如有物梗、失眠等。

　　早在《黄帝内经》就有情志变动使人气机失调而致郁病的论述。如《素问·举痛论》"百病生于气也，怒则气上，喜则气缓，悲则气消，恐则气下……惊则气乱……思则气结。"《黄帝内经》还认为，不同的情志变动，对内脏产生不同的影响，如《素问·阴阳应象大论》"怒伤肝""喜伤心""思伤脾""忧伤肺""恐伤肾"。而忧与心的关系亦甚密切，如《灵枢·口问》："悲哀愁忧则心动，心动则五藏六府皆摇。"基于上述认识，并根据临床表现不同，《黄帝内经》分为木郁、火郁、土郁、气郁、水郁等。《金匮要略·妇人杂病脉证并治》记载了属于郁病的脏躁及梅核气两种病证，并观察到这两种病证多发于女性，所提出的治疗方药沿用至今。元代朱丹溪创六郁之说，并指出六部之中以气郁为主，先由气郁，而后湿、痰、火、血、食等随之而郁，从而为病，并创立了六郁汤、越鞠丸等相应的治疗方剂。明代《医学正传》首先采用郁证这一病证名称。自明代之后，已逐渐把情志之郁作为郁病的主要内容。明代《景岳全书》指出："凡五气之郁，则诸病皆有，此因病而郁也。至若情志之郁，则总由乎心，此因郁而病也。"清代李用粹提出"郁病是多，皆因气不周流，法当顺气为先"的郁证治则，至今仍有实用价值。叶天士对老年郁证颇多阐发，如《临证指南医案》指出："老年情志不适，郁则少火变壮火"，可致心脾营损，木火灼精；又"劳怒伤阳，气逆血郁"，"情志连遭郁勃，脏阴中热内蒸。"说明了肝气犯胃或肝肾郁热，皆可发为郁证。在治疗上，"郁证全在病者能移情易性"，有"自内伤情怀起病，务以宽怀解释""有年郁伤，治当宣通脉络""通补阳明厥阴"等法。对老年郁证的治疗，尤具指导意义。

　　老年郁证在西医学常见于抑郁症、焦虑症、神经衰弱、癔病、自主神经功能紊乱、睡眠障碍、衰弱综合征、反应性精神病等疾病。

一、病因病机

老年人多因正气不足,加之七情失调,如谋虑不遂,怒郁不解,而致肝木不达,气机不畅而成郁病。人身之气,通畅则安,郁结则病。气为血之帅,气行则血行,气滞血亦滞,血行不畅而成血郁。气郁日久,伤气耗血,营血渐亏,心失所养,神失所藏,形成忧郁伤神之证。若木郁乘土,饮食减少,生化无源,则血更为不足,形成心脾两虚之证。若郁而化火,煎熬津液,酿而成痰,或脾虚不运,湿聚为痰,痰阻气机,形成气郁痰结之证。或因气郁化火,火盛生风,往往出现肝气、肝火、肝风等一系列证候。

郁证总由气虚气郁开始,临床主要表现心、肝、脾、肾的证候,其病理为气血不调。老年气愈衰,则气愈不得行,郁结成病,虚与郁是互为因果的。

二、中医辨证

老年郁证由于年龄、久病、忧愁思虑等因素,肝失疏泄、脾失健运、心失所养及脏腑气血失调所致,临床表现常以虚证为主,多见心阴亏虚、肝肾阴虚、心脾两虚等,并可有肝气郁结、气滞痰凝、血瘀等兼证。

1. 心阴亏虚证

可见情绪不宁,心悸,健忘,失眠,多梦,五心烦热,盗汗,口咽干燥,舌红少津,脉细数。

2. 肝肾阴虚证

可见情绪不宁,急躁易怒,眩晕,耳鸣,目干畏光,视物不明,或头痛且胀,面红目赤,舌干红,脉弦细或数。

3. 心脾两虚证

可见多思善疑,头晕神疲,心悸胆怯,失眠,健忘,纳差,面色不华,舌质淡,苔薄白,脉细。

4. 兼证

（1）兼肝气郁结:可见精神抑郁,善太息,胸胁胀痛,痛无定处,脘闷嗳气,或呕吐,大便失常,女子月事不行。

（2）兼气滞痰凝：可见咽中不适，如有物梗阻，咯之不出，咽之不下，胸中窒闷，或兼胁痛。

（3）兼血瘀：可见头痛，或胸胁疼痛，舌黯，或有瘀点瘀斑。

三、治疗方法

（一）常用方剂

1. 天王补心丹

【出处】《校注妇人良方》。

【组成】生地、人参、丹参、玄参、白茯苓、远志、桔梗、五味子、当归身、天门冬、麦门冬、柏子仁、酸枣仁。

【功效】滋阴清热，补心安神。

【主治】阴亏内热，心神不宁。症见虚烦少寐，心悸神疲，梦遗健忘，手足心热，大便干结，口舌生疮，舌红少苔，脉细数。

方中重用生地为君药，上养心血，下滋肾阴；以麦门冬、天门冬、玄参配伍当归、酸枣仁、柏子仁为臣，加强滋肾阴，养心血之功；佐以人参、五味子、茯苓、远志、丹参养心血，交通心肾；以朱砂、桔梗为使药，意在镇心安神，引药上行入心，理气宽中。临床如见阴虚火旺，心烦易怒者，可加黄连、知母等滋阴降火；失眠严重者，加朱砂安神丸清火；腰酸者，如龟板、杜仲、牛膝等补肾强腰膝；心肾不交而见心烦失眠，多梦遗精者，可合交泰丸（黄连、肉桂）交通心肾；遗精较频者，可加芡实、莲须、金樱子等补肾固涩。

2. 朱砂安神丸

【出处】《内外伤辨惑论》。

【组成】朱砂、甘草、黄连、当归、生地黄。

【功效】镇心安神，泻火养阴。

【主治】心火偏亢，阴血不足。症见心神烦乱、失眠多梦、惊悸怔忡，舌尖红，苔薄白，脉细数。

方中朱砂"为清镇少阴君火之上药"（《药性论》），为本方之君药；黄连苦寒直折心火、除心烦为臣药，君臣相配，一镇一清。生地、当归滋肾阴以制约心火、养心血涵养心神为佐，炙甘草"养血而生神"（《医方考》）为使。本方以清热安神为主,辅以滋阴养血。如兼挟痰热,胸闷苔腻者,加瓜蒌、竹茹等以清热化痰;如惊悸、失眠较重,加龙骨、磁石、牡蛎等以增强重镇安神之功;如心中烦热、懊恼者,加山栀子、莲子心等以增强其清心降火除烦之功。

3. 黄连阿胶汤

【**出 处**】《伤寒论》。

【**组 成**】黄连、黄芩、芍药、鸡子黄、阿胶。

【**功 效**】滋阴降火,除烦安神。

【**主 治**】阴虚火旺,心肾不交。症见心烦失眠,口燥咽干,腰膝酸软或遗精,舌尖红,脉细数。

方中黄连、阿胶滋阴降火共为君药,黄芩、白芍清热降火、养血敛阴为臣药。君臣相配,加强清热、滋阴之力。以鸡子黄为佐使养心和中。诸药配伍,共奏泄火滋水,交通心肾之功。临床应用中,气虚者加可党参、黄芪等补气;血虚者宜加当归、熟地等补血;肝郁者加柴胡、白芍等疏肝;肝阳上亢者加钩藤、生龙骨、生牡蛎等平肝。

4. 滋水清肝饮

【**出 处**】《医宗己任编》。

【**组 成**】熟地黄、山药、山茱萸、牡丹皮、茯苓、泽泻、白芍、栀子、酸枣仁、当归、柴胡。

【**功 效**】滋阴养血,清热疏肝。

【**主 治**】阴虚肝郁。症见心烦失眠,胸胁胀痛,耳聋耳鸣,腰膝酸软,口干口苦,大便干结,头目眩晕,骨蒸盗汗,视物模糊,遗精梦泄,舌红苔少,脉弦细。

本方是在六味地黄丸的基础上加味化裁而来。方中"三补三泻"滋补肝肾,填精益髓;配以白芍、柴胡、当归、栀子、枣仁疏肝养血,清热敛阴,共奏滋补肝肾,清热疏肝凉血之效。肝阴不足而肝阳偏亢,肝风上扰,致头痛、眩晕、面时潮红,或筋惕肉瞤者,加白蒺藜、草决明、钩藤、石决明等平肝潜阳,柔润息风;虚火较甚,出现低热,手足心热者,可加银柴胡、白薇、麦门冬等以清虚热;月经不调者,可加香附、泽兰、益母草等理气开郁,活血调经。

5. 六味地黄丸

【**出 处**】《小儿药证直诀》。

【组成】熟地黄、山茱萸、干山药、泽泻、牡丹皮、白茯苓。

【功效】滋阴补肾。

【主治】肝肾阴虚。症见情绪不宁,急躁易怒,眩晕,耳鸣,目干畏光,视物不明,或头痛且胀,面红目赤,舌干红,脉弦细或数。

方中重用熟地滋阴补肾,填精益髓为君;山茱萸补肝肾,并能涩精,取"肝肾同源"之意;山药补脾固肾,共为臣药。泽泻利湿而泻肾浊,并减熟地之滋腻;茯苓淡渗脾湿,并助山药之健运;牡丹皮清虚热,并制山茱萸之温涩,三药共为佐药。六味合用,三补三泻,补重于泻;肝脾肾三阴并补,以补肾为主。阴虚火旺而盗汗、五心烦热者,加知母、黄柏等清热;失眠者,加酸枣仁、珍珠母、合欢花等安神。

6. 归脾汤

【出处】《太平惠民和剂局方》。

【组成】白术、白茯苓、黄芪、龙眼肉、酸枣仁、人参、木香、炙甘草、当归、远志。

【功效】益气补血,健脾养心。

【主治】心脾两虚,气血不足。症见虚烦不眠,气短乏力,面色㿠白,心悸,发枯不润,唇甲不华,多梦易醒,体倦懒言,神疲纳呆,舌质淡,脉细弱。

本方用党参、茯苓、白术、甘草、黄芪、当归、龙眼肉等益气健脾生血;酸枣仁、远志、茯苓养心安神;木香理气,使整方补而不滞。偏于脾虚,食少便溏,以健脾为主,兼以养心;偏于心血不足,失眠,心悸,应以养心为主,兼以健脾益气。心胸郁闷,情志不舒者,加郁金、佛手片等理气开郁;头痛加川芎、白芷等活血祛风而止痛;血虚面色不华者,加熟地、赤芍等补血;夜寐不安、易惊悸者,加龙齿、珍珠母等重镇安神;自汗者,加生龙骨、生牡蛎等以敛汗;脘闷纳呆,舌苔白腻,加陈皮、半夏、砂仁、薏苡仁、枳壳等健脾除湿;腹泻者,去当归,加葛根、车前子等以除湿;小腹坠胀、气短者,加枳壳、柴胡、升麻之属以升清。

7. 甘麦大枣汤

【出处】《金匮要略》。

【组成】甘草、小麦、大枣。

【功效】养心安神,柔肝缓急。

【主治】心阴受损,肝气失和之脏躁。症见精神恍惚,常悲伤欲哭,不能自主,心中烦乱,睡眠不安,甚则言行失常,哈欠频作,舌淡红苔少,脉细微数。

本方以小麦补心养肝、除烦安神为君药;臣以甘草补养心气、和中缓急;以大枣为佐使,益气和中、润燥缓急。三药合用,共奏养心安神、和中缓急之功。躁扰、失眠者,可酌加柏子仁、枣仁、合欢皮、郁金等养心安神;神倦食少,心悸不寐,面色少华,舌质淡,为心脾两虚,酌加党参、黄芪、白术、当归、远志、龙眼肉等补养气血,安神宁心;如舌质红,心阴不足,可加地黄、百合、石斛等补阴生津;血虚生风而见手足蠕动或抽搐者,加当归、生地、珍珠母、钩藤等养血息风;表现喘促气逆者,可合五磨饮子开郁散结,理气降逆。

8. 逍遥散

【出处】《太平惠民和剂局方》。

【组成】甘草、当归、茯苓、白芍药、白术、柴胡、煨姜、薄荷。

【功效】疏肝解郁,养血健脾。

【主治】肝郁血虚脾弱。症见两胁作痛,头痛目眩,口燥咽干,神疲食少,或往来寒热,或月经不调,乳房胀痛,舌质淡红,脉弦而虚者。

方中柴胡为君,疏肝解郁,致使肝气条达,以复肝用。臣以当归、白芍补血,共治血虚,养肝体助肝用。白芍又能养阴缓急以柔肝,当归还能活血以助柴胡疏肝郁。木郁则土衰,肝病易于传脾,故以白术、茯苓、甘草健脾益气,使营血生化有源,共为佐药。加薄荷少许,疏散透达肝经之郁滞,煨生姜降逆和中,且能辛散达郁,亦为佐药。甘草调和药性,为使药。全方疏中寓养,气血兼顾,肝脾同治临床如见嗳气频频,脘闷不适者,加半夏、枳壳、苏梗、杏仁等理气宽中;腹痛而泄者,加乌药、防风、草豆蔻、葛根等温中止泻;肝气郁结,中土壅滞,食积不化者,加鸡内金、神曲、槟榔等健脾消食。

(二)单方验方及中成药

(1)葱枣汤:小红枣20枚,水泡发,煎煮20分钟,加葱白(带须根)7根,续以小火煮10分钟,吃枣喝汤,早晚随意食用。适用于脾虚心血不足之郁症。

(2)糖渍鲜龙眼:又名代参膏、玉灵膏,鲜龙眼500克,去皮去核,加白糖50克,反复蒸晾数次,使之色泽变黑,最后拌白糖少许,装瓶备用,每次20克,每日3次。适用于气血亏虚,心神不宁者。

(3)百合秫米粥:现将秫米(粱或粟的种子)适量煮粥,待粥成之后加百合 30 克,稍煮即成。适用于阴虚脾虚之郁症。

(4)玫瑰花茶:玫瑰花 100 克,厚朴花 8 克,天门冬、麦门冬各 6 克,煎汁代茶饮。适用于阴虚肝郁者。

(5)黄酒核桃泥汤:核桃仁 5 克,白糖 50 克,共捣烂如泥,放入锅中,加黄酒 50 ml,小火煎煮 10 分钟,每日 2 次。适用于肾阴虚所致郁症。

(三)针灸及外治疗法

1. 针刺疗法

主穴以百会、上星、印堂、水沟、内关穴为主。心情抑郁、善悲欲哭、咽中有异物感者,加廉泉、膻中、丰隆;烦躁易怒、咽干口苦、目赤者,加风池、太冲、行间;神疲、健忘、失眠、心神不宁者,加神门、三阴交、四神聪;心慌失眠甚加安眠穴、合谷、太冲、血海;如胸闷纳呆、便溏者,加曲池、足三里、公孙。百会沿皮刺,其余各穴用平补平泻手法。6 周为 1 个疗程,每逢周日休息 1 日。

2. 推拿按摩疗法

取穴心俞、脾俞、肝俞、肾俞等穴位推拿按摩,每周治疗 3 次,1 个月为 1 个疗程,共 3 个疗程,可疏肝解郁,健脑安神。

四、历代医论

眉寿之人,形气虽衰,心亦自壮,但不能随时人事,遂其所欲。虽居处温给,亦常不足,故多咨煎背执,等闲喜怒,性气不定。止如小儿,全在承奉颜色,随其所欲,严戒婢使子孙,不令违背。若愤怒一作,血气虚弱,中气不顺,因而饮食,便成疾患。深宜体悉。常令人随侍左右,不可令孤坐独寝。缘老人孤僻,易于伤感,才觉孤寂,便生郁闷。养老之法,凡人平生为性,各有好嗜之事,见即喜之……但以其平生偏嗜之物,时为寻求,择其精绝者,布于左右,使其喜爱,玩悦不已。老人衰倦,无所用心。若只令守家孤坐,自成滞闷。今见所好之物,自然用心于物上,日日看承戏玩,自以为乐。虽有劳倦,咨煎性气,自然减可。(宋代陈直《养老奉亲书》)

盖郁症全在病者能移情易性,医者构思灵巧,不重在攻补,而在乎用苦泄热而不损胃,用辛理气而不破气,用滑润濡燥涩而不滋腻气机,用宣通而不揠苗助长,庶几或有幸成。(清代叶天士《临证指南医案》华岫云语)

五、名家验案

一妇人年六十有四，久郁怒，头痛寒热，春间乳内时痛，服流气饮之类益甚，不时有血如行经，又因大惊恐，饮食不进，夜寐不宁。此因年高去血过多，至春无以生发肝木，血虚火燥，所以至晚阴旺则发赤。《经》云：肝藏魂，魂无所附，故不能寐。先以逍遥散加酒炒黑龙胆草一钱、山栀一钱五分。二剂肿痛顿退，又二剂而全消，再用归脾汤加炒栀、贝母。诸症悉愈。（清代魏之琇《续名医类案》）

柴屿青治潼川守，母八十三。在沈阳礼部时，闻伊母在京病甚，忽身热吐痰，妄言昏愦。众医俱主发表，病势日增，始求治，悲泪哀号，自分必死。诊其右关沉涩微滑，曰：此思虑伤脾，更兼郁结，痰涎壅盛，脾不能运也。身热昏愦，清阳不升，脾气伤也。先用二陈、瓜蒌治其标，继用归脾加神曲、半夏、柴胡，调治数日而痊。向使误服表剂，岂不蹈昔人虚虚之戒耶。（清代魏之琇《续名医类案》）

（楼丹飞）

老年颤证

　　颤证又称颤振、震颤。是以头部或肢体摇动、颤抖为主要临床表现的一种病证。轻者仅有头部晃动或手足微颤，对患者工作和生活影响不大；重者头部或肢体颤抖摇动明显，甚至双手及下肢颤动不止，或可兼有动作僵硬，四肢拘急。本病以老年人发病较多。

　　《黄帝内经》虽无颤证之名，但《素问·至真要大论》所谓"诸风掉眩，皆属于肝"的"掉"为"摇"，即指颤振，并认为此类疾患，属于风象，与肝有关。此论一直为后世所宗。明代王肯堂《证治准绳·杂病》："颤，摇也；振，动也。筋脉约束不住而莫能任持，风之象也。"并指出颤证"壮年少见，中年之后始有之，老年尤多。"此论也与现代临床实际相符。楼英《医学纲目》亦说："《内经》云诸风掉眩，皆属于肝，掉即颤振之谓也。"但他又指出："诸禁鼓慄，如丧神守，皆属于热，鼓慄亦动摇之意也。"故"此证多由风热（火）相合。"此外"亦有风挟湿痰者。"迨至清代，张路玉《张氏医通·卷六》始有"颤振"之名，认为本病主要是风、火、痰为患，并按脾胃虚弱、心气虚热、心虚挟痰、肾虚、实热积滞分别立方；所述脉诊，对预后的判断亦可资临床参考，从而使本病的理、法、方、药日趋充实。清代高鼓峰《医宗己任编》论颤振："大抵气血俱虚不能荣养筋骨，故为之振摇，而不能主持也。"故"须大补气血，人参养荣汤或加味人参养荣汤；若身摇不得眠者，十味温胆汤倍加人参，或加味温胆汤。"高氏等以大补气血治疗本病虚证，成为论治颤证的重要法则之一。

　　老年颤证范畴包括西医学所称某些锥体外系疾病所致的不随意运动，如帕金森病、帕金森叠加综合征、特发性震颤、肝豆状核变性等，均可参照本篇辨证论治。

一、病因病机

　　颤证多由肝肾阴亏，气血不足，筋脉失养，虚风内动所致；或风阳化火，灼津生痰，痰瘀阻络而成。肝肾阴亏是颤证的常见原因，尤其以老年人为多。肝主藏血，肾主藏精。肝肾阴虚，精血俱耗，以致水不涵木，风阳内动，筋脉失养,颤动振掉。气虚血少亦为临床所常见。多因劳倦过度,饮食失节,或思虑内伤,心脾两虚。以致气血不足,不能荣于四肢,则筋脉眴动。风火交盛,痰热互阻亦能导致颤证,且多属实证。多因五志过极木火太盛,而克脾土,脾为四肢之本,四肢为脾之末,故见四肢颤动;如头摇动者,为木火上冲所致。若风火炽盛灼津生痰,痰湿停聚,痰瘀胶阻,阻滞经络,亦发为颤证。

二、中医辨证

对本病的辨证,主要应当分辨标本、虚实。肝肾不足气血虚弱者为虚,风火夹痰者为实。如虚实相兼为病者,多以肝肾阴亏,气血不足为病之本,风痰为病之标。临床以本虚标实之证为多见。

1. 肝肾不足证

颤振日久不愈,多见于中壮年及老年,也有因秉赋不足幼年发病者,其震颤幅度、程度较重。常兼头目眩晕、耳鸣、失眠多梦、腰酸腿软、肢体麻木,老年人可兼见呆傻健忘、筋脉拘紧、动作笨拙等症;舌体偏瘦,舌质暗红、少苔,脉细弦或沉细弦。

2. 气血两虚证

肢体颤振日久,程度较重,伴面色无华、精神倦怠、四肢乏力、头晕眼花,舌体胖、边有齿痕,舌质暗淡或夹有瘀点,脉细弱。

3. 痰热动风证

颤振或轻或重,尚可自制。常兼胸脘痞闷、头晕、内热口干、咯痰色黄、或多汗,舌苔黄腻,脉弦滑数。

4. 血瘀生风证

震颤并常伴有头晕头痛,四肢或有麻木,下肢酸痛乏力,面色晦暗,舌质瘀紫,舌下静脉瘀曲,脉泣涩不利。瘀血阻络,且常与痰浊并病,阻遏气机,气血逆乱于上,为内风形成的病因之一,风胜则动,故可见颤动。

5. 阴阳两虚证

往往见于颤证病程后期,疾病日久,疲乏卧床,胃纳不振,时有溏泄,四肢畏寒,腰膝酸软,下肢浮肿,小便清长,面色㿠白,舌质淡胖,苔薄白,脉沉细无力。多因脾肾阳虚,肝阴不足。脾肾阳虚,气血生化不足,精血无以化生,气机运行无力,不能滋养四肢肌肉;肝阴血不足,阴不制阳,阴阳失制,可见震颤。

三、治疗方法

(一) 常用方剂

1. 大补阴丸

【出 处】《丹溪心法》。

【组 成】熟地黄、黄柏、知母、龟甲。

【功 效】滋补肝肾,育阴息风。

【主 治】肝肾阴虚,肝阳失制,风阳化风化火。症见头晕头痛,口干腰酸,大便干燥,肢体震颤等症。

本方重用熟地、龟甲滋阴潜阳,壮水制火,同为君药,以"培本";臣以黄柏苦寒,泻相火以坚阴;知母苦寒而润,上能清润肺金,下能滋润肾水,与黄柏相须为用,苦寒降火,保存阴液,平抑亢阳,即所谓"清源"。诸药合用,培本清源,使真阴得养,虚火内清,共奏滋阴降火之功。

2. 定振丸

【出 处】《临证备要》。

【组 成】生地、熟地、当归、白芍、川芎、黄芪、防风、细辛、天麻、秦艽、全蝎、荆芥、白术、威灵仙。

【功 效】益气养阴,息风通络。

【主 治】阴血不足,不能制火而见颤振。《医确》认为宜于"老人战振"。

本方以四物汤加黄芪、白术,益气养血,以培其本;防风、荆芥、秦艽、威灵仙祛风通络,加之全蝎虫蚁类药,血肉有情之品搜风剔络,更助祛风定颤之功。

3. 大定风珠

【出 处】《温病条辨》。

【组 成】白芍、阿胶、生龟板、干地黄、麻仁、五味子、生牡蛎、麦门冬、炙甘草、生鸡子黄、鳖甲。

【功 效】滋阴潜阳,平肝息风。

【主治】肾阴亏虚,水不涵木,虚风内动的头晕、震颤等症。

本方阿胶甘平滋润,入肝补血,入肾滋阴,与鸡子黄合用,为滋阴息风的主要配伍。臣以麦门冬、生地、白芍滋阴增液,养血柔肝。生龟板、生鳖甲、生牡蛎益阴潜阳,平肝息风,六者共助君药滋阴息风之效。佐以麻子仁养阴润燥,五味子酸收,收敛欲脱之阴。甘草调和诸药,与白芍配伍,酸甘化阴。诸药合用,峻补真阴,潜阳息风,使阴液得复,筋脉得养,则虚风自息。

4. 人参养荣丸

【出处】《三因极一病证方论》。

【组成】人参、黄芪、当归、白芍、熟地黄、白术、茯苓、桂枝、陈皮、远志、五味子、炙甘草、生姜、大枣。

【功效】益气养血、补益脾肺。

【主治】气血亏虚,荣血不足。症见四肢乏力,神疲懒言,语声低却,色枯气短,失眠健忘,肢体震颤乏力等。

5. 天麻钩藤饮

【出处】《杂病证治新义》。

【组成】天麻、钩藤、生石决明、山栀、黄芩、川牛膝、杜仲、益母草、桑寄生、夜交藤、茯神。

【功效】镇肝潜阳,清热息风。

【主治】肝阳偏亢,肝风上扰。症见头痛目赤,眩晕,震颤,失眠,舌红苔少,脉弦等。

本方天麻、钩藤、石决明平肝息风;黄芩、栀子清肝泻火;益母草活血利水;牛膝引血下行,配合杜仲、桑寄生补益肝肾;茯神、夜交藤养血安神定志。全方共奏平肝潜阳,滋补肝肾之功。

（二）单方验方及中成药

（1）六味地黄丸:每次 6 克,每日 2 次,口服。适于肝肾阴虚性震颤。

（2）天麻钩藤颗粒:每次 1 袋（5 克），每日 3 次,冲服。适于阴虚动风型震颤。

（3）天麻丸:每次 6 克,每日 2 次,口服。适用于震颤伴有肢体拘挛、手足麻木者。

（三）针灸疗法

（1）体针：取风池、曲池、外关、阳陵泉、太冲。肝肾阴虚者，加三阴交、复溜；气血不足者，加足三里、合谷；风痰阻络者，加丰隆；有瘀象者，加血海、地机。每日 1 次，5~10 日为 1 个疗程。

（2）头针：取舞蹈震颤控制区（在运动区前 1.5 cm 的平行线）。同时配合体针穴位风池、曲池、消颤穴、外关、阳陵泉、太冲，可随症加减穴位。每日 1 次，5~10 日为 1 个疗程。

四、历代医论

颤，摇也；振，动也。筋脉约束不住而莫能任持，风之象也……肝主风，风为阳气，阳主动，此木气太过而克脾土。脾主四肢，四肢者，诸阳之末，木气鼓之故动，《经》谓风淫末疾者此也。亦有头动而手足不动者，盖头乃诸阳之首，木气上冲，故头独动而手足不动。散于四末，则手足动而头不动也。皆木气太过而兼火之化也……此病壮年鲜有，中年已后乃有之，老年尤多。夫老年阴血不足，少水不能制盛火，极为难治。（明代王肯堂《证治准绳》）

古人治奇经精髓之伤，金用血肉有情，岂诸草木根荄，可同日而语。推之腰为肾府，膝为筋府，转摇不能，行则振掉，不求自强功夫，恐难弥缝其阙。恬澹虚无，御神持满。庶几松柏之姿，老而益劲也。（清代程文圃《杏轩医案》）

五、名家验案

新寨马叟，年五十九，因秋欠税，官杖六十，得惊气，成风搐已三年矣。病大发则手足颤掉，不能持物，食则令人代哺，口目张睒，唇舌嚼烂，抖擞之状，如线引傀儡。每发，市人皆聚观。夜卧发热，衣被尽去，遍身燥痒，中热而反外寒。久欲自尽，手不能绳，倾产求医，至破其家而病益坚。叟之子，邑中旧小吏也，以父母病讯戴人。戴人曰：此病甚易治。若隆暑时，不过一涌，再涌夺则愈矣。今已秋寒可三之；如未，更刺腧穴必愈。先以通圣散汗之，继服涌剂，则痰一二升，至晚又下五七行，其疾小愈。待五日，再一涌，出痰三四升，如鸡黄成块，状如汤热。叟以手颤不能自探，妻与代探，咽嗌肿伤，昏愦如醉，约一二时许稍稍省。又下数行，立觉足轻，颤减，热亦不作，足亦能步，手能巾栉，自持匙箸。未至三涌，病去如濯。病后但觉极寒。戴人曰：当以食补之，久则自退。盖大疾之去，卫气未复，故宜以散风导气之药，切不可以热剂温之，恐反成他病也。（金代张从正《儒门事亲》）

金坛孝廉蔡长卿令堂，年六十余。六脉俱数八至，按之中沉则滑而实，惟肝、肾二脉洪大而虚……外证则唇欠目劄，手搐身摇，面色红白不时，遍身热火攻刺，自言心中昏闷，四肢浮肿硬坚，此皆风火摇动之象，阴虚阳亢之症……宜滋阴抑阳，用四物汤以养血为君，加山药以扶中气为臣，佐山萸以助阴养肝，使黑柏二分以引经，陈皮理胃气为俾佐。服二剂，诊之，数脉退去一至。又服四剂，又退一至，而昔日之虚洪，稍收敛有神矣。外证四肢肿硬渐平，攻刺亦无，心中不言昏闷。又四剂，前之硬滑，俱已空软，数亦更减，然真阳未复，邪火未尽退也。以六味丸料四两作一剂，顿服之，肾经洪大脉全敛而火退矣。复因夜间取凉太过，至下午觉身寒，唇昏紫黑，此邪火退而阴阳俱虚。急用人参三钱，白术一钱，甘草三分，白茯二钱，当归二钱，附子一钱八分，官桂二分。服至一茶盏，觉身大热，口干，时索水饮，发热，此真气虚不相合，和降不下故也。至初更诊之，六脉俱细急短数，略无和气，予甚危之。至明日再诊，则有神气，尚有六至余，此阴阳未全克复，元气未充耳。教以朝服六味一钱五分，间日服补中汤，数十剂而愈。（明代胡慎柔《慎柔五书》）

（刘毅　武前福）

老年骨痿

老年骨痿系老年人肾精不足、骨失滋养,临床上以四肢痿软无力、腰背疼痛、全身骨痛等为主要表现的病证。

骨痿,始载于《黄帝内经》,亦称之为"骨枯""骨痹"。《素问·痿论》:"肾气热,则腰脊不举,骨枯而髓减,发为骨痿。""有所远行劳倦,逢大热而渴,渴则阳气内伐,内伐则热舍于肾。肾者,水藏也。今水不胜火,则骨枯而髓虚,故足不任身,发为骨痿。"认为属痿证之一,症见腰背酸软,难于直立,下肢痿弱无力,面色暗黑,牙齿干枯等,由大热灼伤阴液,或长期过劳,肾精亏损,肾火亢盛等,使骨枯而髓减所致。《素问·长刺节论》:"病在骨,骨重不可举,骨髓酸痛,寒气至,名曰骨痹。"《张氏医通》和《类证治裁》均提到:"骨痹,即寒痹、痛痹也。"《扁鹊心书》认为,此由肾气虚惫,肾主骨,肾水既涸则诸骨皆枯,渐至短缩,治迟则死。须加灸艾,内服丹附之药,非寻常草木药所能治也。

老年骨痿在西医学常见于老年性骨质疏松症,以及其他骨与肌肉衰老导致的老年活动障碍综合征,如老年衰弱综合征、骨骼肌减少症、骨量减少等。

一、病因病机

骨痿多以先天禀赋不足、后天摄养失调为内因,外邪侵袭等为诱因,导致脏腑阴阳气血失调、经络运行痹阻、骨枯而髓减、骨失滋养。肾虚髓亏是骨痿的常见原因,尤其以老年人为多。肾为先天之本,藏精、主骨、生髓。肾、骨、髓三者生理密切相关,病机相互影响。老年人"天癸"竭绝,加之各种致病因素,肾精逐渐亏虚,或阴损及阳,或阳损及阴,骨髓化源不足,骨络失于滋荣,骨枯而髓减,以致周身骨痛。脾胃虚弱亦为临床所常见。脾为后天之本,主运化,主四肢肌肉。脾胃健运,则肌肉丰满壮实,骨骼强壮有力。老年人脾胃功能减退;或因摄生不当,伤及脾胃,以致运化功能失常,水谷精微不足,无以充养先天之精,精气亏虚,则筋骨肌肉失养,可致肌少筋痿骨弱。气为血帅,血为气母,气行则血行,血瘀则气滞。气血与筋骨密切相关,气血运行正常,气血调和,则筋强骨健。气血运行痹阻,血瘀气滞,则骨络失养;"瘀血不去,则新血不生",骨髓失养,导致骨枯而髓减,易发本病。此外,外邪侵袭,痹阻筋骨,导致风寒湿痹,或从阳化热,转归湿热;或从阴化寒,转为寒湿;痹久则转化为骨痿。

综上所述,本病以肾精亏虚、骨枯髓减为本,以瘀血痹阻、骨络失荣为标。发病涉及先天禀赋不足与后天外感内伤诸因;病性包括阴阳偏盛偏衰、气血经络不荣不通、寒热虚实标本夹杂;病位局部在骨及筋肉等形体、整体涉及五脏。

二、中医辨证

老年骨痿基于中医"肾藏精""肾主骨"理论,肾精亏虚是本病发生的基本病机,并与中医肝、脾等脏腑功能密切相关,病性有虚有实,然总归于精亏髓减,骨失所养而致。临床常见的证型有肾阳亏虚、肝肾阴虚、脾肾阳虚、脾胃虚弱等,临床辨证当辨明脏腑病位,相兼风寒、湿、血瘀等证。

1. 肾阳虚证

腰背冷痛,驼背弯腰,舌淡苔白,脉弱。可伴见腰酸乏力,活动受限,畏寒喜暖,遇冷加重,尤以下肢为甚,小便频多等症。

2. 肝肾阴虚证

腰膝酸痛,驼背弯腰,手足心热,舌红少苔,脉细数。可伴见下肢抽筋,两目干涩,形体消瘦,眩晕耳鸣,潮热盗汗,失眠多梦等症。

3. 脾肾阳虚证

腰膝冷痛,食少便溏,舌淡胖苔白滑,脉沉迟无力。可伴腰膝酸软,双膝行走无力,弯腰驼背,畏寒喜暖,腹胀,面色㿠白等症。

4. 脾胃虚弱证

腰脊酸痛,食少纳呆,舌淡苔白,脉细弱。可伴肌软无力,神疲倦怠,大便溏泄,面色萎黄,形体瘦弱等症。

5. 兼证

临床可见症状较轻,或感受风寒湿邪、或兼夹证者,辨证施治时需灵活应用。

(1)兼风寒:腰脊疼痛,恶风恶寒,痛处走窜,舌红苔薄,脉浮。

（2）兼湿：腰背酸楚，身重疼痛，口淡不渴，舌淡苔白，脉滑。

（3）兼血瘀：腰脊刺痛，痛有定处，舌黯或有瘀斑，脉涩。

三、治疗方法

（一）常用方剂

1. 肾气丸

【出处】《金匮要略》。

【组成】干地黄、山茱萸、山药、泽泻、茯苓、牡丹皮、桂枝、附子。

【功效】补肾助阳。

【主治】肾阳不足。症见腰酸脚软，少腹拘急，小便不利或小便清长，颊热不得卧、而反倚息，舌质淡而胖，脉虚弱。

本方又名金匮肾气丸、八味肾气丸，是为肾阳不足之证而设，故以补肾助阳为法，"益火之源，以消阴翳"，辅以利水渗湿。方用桂枝、附子温肾助阳为君，熟地、山茱萸、淮山药滋补肝、脾、肾三脏之阴；阴阳相生，刚柔相济，使肾之元气生化无穷，再以泽泻、茯苓利水渗湿，牡丹皮擅入血分，伍桂枝可调血分之滞。诸药合用，助阳之弱以化水，滋阴之虚以生气，使肾阳振奋，气化复常。

2. 六味地黄丸

【出处】《小儿药证直诀》。

【组成】熟地黄、山茱萸、干山药、泽泻、牡丹皮、白茯苓。

【功效】滋阴补肾。

【主治】肾怯失音，囟开不合，神不足，目中白睛多，面色白，舌红少苔，脉虚细数。

六味地黄丸系钱乙由《金匮要略》的肾气丸减去桂枝、附子而成，原名"地黄丸"，用治肾怯诸症。方中重用熟地滋阴补肾，填精益髓为君；山茱萸补肝肾，并能涩精，取"肝肾同源"之意；山药补脾固肾，共为臣药。三药配合，肾肝脾并补，是为"三补"。泽泻利湿而泻肾浊，并减熟地之滋腻；茯苓淡渗脾湿，并助山药之健运；牡丹皮清虚热，并制山茱萸之温涩，三药共为佐药，是为"三泻"。六味合用，三补三泻，补重于泻；肝脾肾三阴并补，以补肾为主,是为本方的配伍特点。脾虚泄泻者慎用。

3. 右归丸

【出处】《景岳全书》。

【组成】大怀熟地、山药、山茱萸、枸杞、鹿角胶、菟丝子、杜仲、当归、肉桂、附子。

【功效】温补肾阳,填精益髓。

【主治】肾阳不足,命门火衰。症见年老或久病气衰神疲,畏寒肢冷,腰膝软弱,阳痿遗精,或阳衰无子,或饮食减少,大便不实,或小便自遗,舌淡苔白,脉沉而迟。

右归丸用六味地黄丸去"三泻",合以当归、菟丝子、枸杞子以补益精血,附子、肉桂、鹿角胶、杜仲温壮命门,借"阴中求阳"则补阳之功甚捷,主要用于治疗肾阳亏虚,精血不足之证。本方纯补无泻,故对肾虚而有湿浊者不宜应用。虚寒证候明显者,可加用仙茅、肉苁蓉、淫羊藿、骨碎补等以温阳散寒。

4. 青娥丸

【出处】《太平惠民和剂局方》。

【组成】杜仲、补骨脂、胡桃仁、大蒜。

【功效】补肾壮腰。

【主治】肾虚腰痛。症见腰酸如折,俯仰不利,转侧艰难头晕耳鸣,舌淡苔白,脉沉。

青娥丸为补肾壮阳,强腰固精之方剂。方中杜仲补益肝肾,强腰膝,壮筋骨,为治疗肾虚腰痛之要药。补骨脂、胡桃肉补肾助阳,能强腰固精,助杜仲之效。大蒜辛温走窜,能通五脏,达诸窍,祛寒湿,助药力达病所。临床主要用于治疗骨质疏松、腰痛等病症。

5. 参苓白术散

【出处】《太平惠民和剂局方》。

【组成】莲子肉、薏苡仁、砂仁、桔梗、白扁豆、白茯苓、人参、甘草、白术、山药。

【功效】健脾益气,理气渗湿。

【主治】脾胃气虚夹湿,症见饮食不化,胸脘痞闷,或吐或泻,四肢乏力,形体消瘦,面色萎黄,舌淡苔白腻,脉虚缓。肺脾气虚夹痰湿,症见咳嗽痰多色白,胸脘痞闷,神疲乏力,面色㿠白,纳差便溏,舌淡苔白腻,脉细弱而滑。

本方由益气健脾之四君子汤加薏苡仁、莲子、扁豆、山药、砂仁、桔梗等渗湿止泻、理气和中之品,故兼有和胃渗湿及保肺理气之功,而为"培土生金"的常用方剂。诚如《太平惠民和剂局方》所言"此药中和不热,久服养气育神,醒脾悦色,顺正辟邪"。

6. 补肾活血方

【出处】《伤科大成》。

【组成】熟地、破故纸、菟丝、杜仲、枸杞、归尾、山茱萸、苁蓉、没药、独活、红花。

【功效】补肾壮筋,活血止痛。

【主治】损伤后期,肝肾虚弱。症见筋骨酸痛无力,尤以腰部为甚,舌淡苔白,脉细而弱。

(二)单方验方及中成药

(1)骨碎补:3~9克,浸酒或入丸剂、散剂,外用适量;鲜品捣烂敷或研末外敷。

(2)加味虎潜丸:当归二两,白芍二两,人参二两,蜜汁黄芪二两,山药四两,白茯苓二两,黄柏二两,牛膝二两,熟地四两,锁阳四两,杜仲二两,菟丝子二两,虎胫骨二两,龟甲二两,破故纸二两,知母一两五钱,共为末,以猪脊髓为丸梧子大。每服三钱,白汤空心下。专治肾水不足,筋骨痿弱,不能步履。(清代吴世昌《奇方类编》)

(三)针灸及外治疗法

1. 物理因子治疗

脉冲电磁场、体外冲击波、全身振动、紫外线等物理因子治疗可增加骨量;超短波、微波、经皮神经电刺激、中频脉冲等治疗可减轻疼痛;对骨质疏松骨折或者骨折延迟愈合可选择低强度脉冲超声波、体外冲击波等治疗以促进骨折愈合。神经肌肉电刺激、针灸等治疗可增强肌力、促进神经修复,改善肢体功能。

2. 作业疗法

作业疗法以针对骨质疏松症患者的康复宣教为主,包括指导患者正确的姿势,改变不良生活习惯,提高安全性。作业疗法还可分散患者注意力,减少对疼痛的关注,缓解由骨质疏松症引起的焦虑、抑郁等不利情绪。

3. 外治疗法

中医传统外治法,如中药热敷、超短波加止痛散、中药蜡疗、烫熨治疗、磁震热疗等疗法可有效缓解骨质疏松症患者的周身疼痛,提高行动能力。

四、历代医论

肾气热,则腰脊不举,骨枯而髓减,发为骨痿……有所远行劳倦,逢大热而渴,渴则阳气内伐,内伐则热合于肾,肾者水藏也,今水不胜火,则骨枯而髓虚,故足不任身,发为骨痿。故《下经》曰:骨痿者,生于大热也。(《素问·痿论》)

骨极者,主肾也。肾应骨,骨与肾合……若肾病则骨极,牙齿苦痛,手足疰疼,不能久立,屈伸不利,身痹,脑髓酸……若气阴,阴则虚,虚则寒,寒则面肿垢黑,腰脊痛,不能久立,屈伸不利。其气衰则发堕齿槁,腰背相引而痛,痛甚则咳唾甚。若气阳,阳则实,实则热,热则面色焱,隐曲,膀胱不通,牙齿脑髓苦痛,手足酸疰,耳鸣色黑,是骨极之至也。(唐代孙思邈《千金要方》)

五、名家验案

文学陆元振,经年伏枕,足膝枯细,耳轮焦薄,形容憔悴。历访名医,俱用四物地黄汤,反觉胸膈凝滞,饮食减少,自谓此身永废而心犹未慊。延予商治。诊两寸关俱见沉滞,独尺部洪大,重按若绝,此肾虚精耗髓空骨痿之征也。盖肾者作强之官也,居下而主阴气,藏精而充骨髓者也。故肾旺则精盈,而肢节坚强;肾虚则髓竭,而膝膑软弱。王太仆云:滋苗者必固其根,伐下者必枯其上。今坎水不能灌溉经络、滋养百骸,宜乎耳轮焦薄、足膝枯细也。《内经》所谓肾气热则腰脊不举,足不任身,骨枯髓减,发为骨痿,端合此证。若徒事滋阴,恐用草木不能骤补精血,反壅滞阳气,以致中脘不舒,痿蹙艰难耳。必用气血之属同类相求,兼以报使之品直抵下焦。譬之天雨,沟渠盈溢滂沛河泽,奚虑隧道不行足膝难步耳?疏方用人参、白术、当归、地黄、茯苓、

肉桂、鹿茸、龟甲、萎蕤、牛膝等,重剂,数帖而稍能转舒,百帖而愈。(清代李用粹《旧德堂医案》)

萧。中年后肾亏火动,足膝酸软,脉虚快而促。初用六味汤加怀牛膝,继用虎潜丸去锁阳,服后甚适。但坐久腰府热腾,小腹收引气升,脘膈不舒。症因冲督经虚,龙焰不伏,非理脏真所得效。拟龟鹿二仙膏加猪脊髓同熬,酒和服,得效。(清代林佩琴《类证治裁》)

(史晓 李欣 施丹)

老年耳聋

老年耳聋，又名耳聋、失聪，或称重听，是指老年人因肾精亏虚、脾肾不足等引起的不同程度的听力减退，甚至听觉丧失、不闻外声而全聋的一类病症。

《黄帝内经》早有对耳聋记载，《灵枢·决气》："精脱者耳聋。"《素问·五藏生成》："徇蒙招尤，目冥耳聋，下实上虚，过在足少阳、厥阴，甚则入肝。"《素问·阴阳应象大论》指出："年五十，体重，耳目不聪明矣。"从而奠定了老年人耳聋发病学的基础。

此后，历代医家对耳聋的认识有所发展，孙思邈在《千金要方》中载有劳聋、气聋、风聋、虚聋、毒聋、久聋等名，并记录治疗方剂三十余首。刘完素认为"老人之气衰，多病头目昏眩，耳鸣或聋……皆阴虚阳实之热证"；朱丹溪认为"耳聋多属于热"；薛立斋则认为中年以后及体虚，或病后耳聋悉属虚，需分气血，"治之必大补气血，滋阴制火"；赵献可指出"阳虚者，亦有耳聋"；张景岳认为"耳聋证总因气闭不通"，并强调治疗老年虚闭，必须"大培根本"；喻嘉言对老年耳聋论述尤详，指出"高年之人，肾水易竭，真火易怒，故肾中之气，易出难收"，则"收摄肾气，原为老人之先务"；叶天士认为"凡本虚失聪治在肾，邪干窍闭治在胆""老年虽健，下元已怯，是下虚上实，清窍不主流畅"，治"惟固补下焦，使阴火得以潜伏"。

老年人耳聋，即西医学的老年性聋，是随着年龄的增长，出现双耳对称性、缓慢进展的、以高频听力损失和言语识别能力下降问主要表现的疾病。

一、病因病机

感受外邪，饮食失节，情志抑郁，劳欲过度，素体虚弱，病后失养等皆可引起耳聋。老年人耳聋主要与肝、胆、脾、肾有关，多属劳聋、虚聋、久聋等，责在肾、脾。肾精亏虚，不能上荣耳窍，或肝阳内风上旋，虚火上扰，耳窍受干，或因虚受邪，闭塞耳窍，均可发生耳聋。老年脾胃素弱，或因饮食劳倦，损伤脾胃，健运失司，气血生化之源不足，经脉空虚，不能上奉于耳；或脾阳不振，清气不升，湿浊上蒙，耳窍不利，司听失聪而聋。如《古今医统》"老人耳听渐重，亦是气虚"。

《医贯》"清阳出上窍。胃气者,清气元气春升之气也,同出异名也。今人饮食劳倦,脾胃之气一虚,不能上升而下流于肝肾,故阳气者闭塞,地气者冒明,邪害空窍,令人耳目不明,此阳虚耳聋",并指出"此须用东垣补中益气汤主之"。

二、中医辨证

老年耳聋由于年龄、久病、合病等因素,多呈本虚标实之象。本虚,为脾、肾等脏腑亏虚,清窍失养所致;标实,多因感受外邪、肝火、痰瘀等蒙蔽清窍所致。本病病位在肾,但与肝、脾等脏腑密切相关。因此,临证时宜辨明脏腑病位、虚实缓急。

1. 肾精亏损证

听力下降,腰膝酸软,发脱齿摇,舌红少苔,脉细弱或细数。可伴见虚烦失眠,头昏眼花,夜尿频多等症。

2. 气血亏虚证

听力减退,倦怠乏力,舌淡红,苔薄白,脉细弱。可伴见疲劳后加重,声低气怯,面色无华,食欲不振,脘腹胀满,大便溏薄,心悸失眠等症。

3. 兼证

(1)兼外邪侵袭:听力骤然下降,或伴耳胀闷感或耳鸣,舌淡红,苔薄,脉浮。可伴鼻塞,流涕,咳嗽,头痛,发热恶寒等表证。

(2)兼肝火上扰:耳聋时轻时重,多与情志抑郁或恼怒有关,舌红,苔黄,脉弦数。或伴耳鸣,口苦、咽干,面红或目赤,尿黄,便秘,胸胁胀痛等症。

(3)兼痰火郁结:听力减退,耳中闷胀,舌红,苔黄腻,脉滑数。可伴见头重头昏,胸脘满闷,二便不畅等症。

(4)兼气滞血瘀:听力减退,舌质暗红或有瘀点,脉细涩。

三、治疗方法

(一)常用方剂

1. 耳聋左慈丸

【出处】《重订广温热论》。

【组成】磁石、熟地黄、山茱萸、牡丹皮、山药、茯苓、泽泻、北五味、石菖蒲。

【功效】滋阴补肾,潜阳聪耳。

【主治】肝肾阴虚。症见耳聋耳鸣,头晕目暗,腰膝酸软,遗精,舌红苔少、脉细数。

本方为六味地黄丸加磁石、石菖蒲、五味子化裁而来,六味地黄滋阴补肾治其本,磁石重镇潜阳,五味子收敛固精,石菖蒲通利耳窍治其标。另有耳聋左慈丸为六味地黄加柴胡、磁石组成,出自清代凌奂的《饲鹤亭集方》,亦为滋养肝肾,升阳开窍,标本同治的经典方剂,主治肾水不足,虚火上炎,头晕目眩,耳鸣耳聋等症。

2. 杞菊地黄丸

【出处】《医级》。

【组成】熟地黄、山茱萸、山药、泽泻、牡丹皮、茯苓、枸杞子、菊花。

【功效】滋肾养肝明目。

【主治】肝肾阴虚。症见头晕目眩,视物模糊,目痛干涩,羞明流泪,舌红苔少,脉细数。

杞菊地黄丸为六味地黄丸加枸杞子、菊花化裁而来,兼具六味地黄丸滋补肝肾之功,又以枸杞、菊花增加了养肝明目之效,符合"肝开窍于目"的中医理论。

3. 右归丸

【出处】《景岳全书》。

【组成】熟地、山药、山茱萸、枸杞子、鹿角胶、菟丝子、杜仲、当归、肉桂、制附子。

【功效】温补肾阳,填精益髓。

【主治】肾阳不足,命门火衰。症见年老或久病气衰神疲,畏寒肢冷,腰膝软弱,阳痿遗精,或饮食减少,大便不实,或小便自遗,舌淡苔白,脉沉而迟。

右归丸用六味地黄丸去"三泻",合以当归、菟丝子、枸杞子以补益精血,附子、肉桂、鹿角胶、杜仲温壮命门,借"阴中求阳"则补阳之功甚捷,主要用于治疗肾阳亏虚,精血不足之证。

4. 益气聪明汤

【出 处】《东垣试效方》。

【组 成】黄芪、甘草、人参、升麻、葛根、蔓荆子、芍药、黄柏。

【功 效】益气升阳，聪耳明目。

【主 治】因饮食不节、劳役形体所致脾胃不足，清阳不升，白内障，耳鸣，或多年目暗，视物不能，舌淡苔薄白，脉细弱。

本方黄芪、人参、甘草重用以益气补中，升麻、葛根、蔓荆子用量递减以升清举陷，并少佐芍药、黄柏以敛阴、降火。凡属中焦气虚、升清无力所致头面耳目诸疾皆可辨证用之，使中气得升，耳目聪明。《东垣试效方》指出：如烦闷或有热，渐加黄柏，春夏加之，盛暑夏月倍之。若此一味多，则不效。如脾胃虚去之，有热者少用之。

5. 归脾汤

【出 处】《太平惠民和剂局方》。

【组 成】白术、白茯苓、黄芪、龙眼肉、酸枣仁、人参、木香、炙甘草、当归、远志。

【功 效】益气补血，健脾养心。

【主 治】心脾两虚，气血不足。症见心悸怔忡，健忘失眠，多梦易惊，食少体倦，面色萎黄，舌质淡，苔薄白，脉细弱。

制丸，名"归脾丸""人参归脾丸"。主要用于治疗心脾两虚，气血不足之证。方以人参、黄芪、白术、甘草益气健脾，合以茯神、酸枣仁、龙眼肉养血补心安神。若见手足不温，可加干姜、桂枝以温中通阳；若严重失眠，加磁石、龙骨等重镇安神。

6. 龙胆泻肝汤

【出 处】《太平惠民和剂局方》。

【组 成】龙胆草、黄芩、栀子、泽泻、木通、车前子、当归、柴胡、甘草、生地。

【功 效】清肝胆实火，泻下焦湿热。

【主 治】湿热下注，小便淋浊作痛，阴痒阴痛，妇女带下；或肝胆实火，头痛目赤，胁痛口苦，耳聋耳肿，以及湿热黄疸，舌红，脉弦数。

本方用治肝胆实火，下焦湿热之症，方中龙胆草苦寒入肝、胆经，上清肝胆实火，下泻肝胆湿热，为君；黄芩、栀子苦寒，泻火解毒、燥湿清热为臣；车前子、泽泻、木通导湿热下行，使邪有出路，生地养阴，当归补血，使祛邪而不伤正，兼用柴胡疏畅气机，并能引诸药归经肝胆，并为佐使药。甘草为使，一可缓苦寒之品防其伤胃,二可调和诸药,诸药相伍,使火降热清,湿浊得消。本方药性苦寒,易伤脾败胃,故应中病即止,不宜久服。

7. 通窍活血汤

【出处】《医林改错》。

【组成】赤芍药、川芎、桃仁、红花、生姜、麝香、老葱、大枣。

【功效】活血通窍。

【主治】上部血瘀久聋,酒糟鼻,目赤疼痛,头发脱落,牙疳,白癜风,紫癜,干血痨,舌淡,苔白,脉弦细或细滑。

方中赤芍清热活血,当归、川芎、桃仁、红花养血活血行血,祛瘀生新,全方共奏养血活血、化瘀通络之功,从而调畅血行,导血下行,舒缓筋脉,其即所谓"治风先治血,血行风自灭",扶正与祛邪并举。应用时,可加用香附、丹参等加强行气活血之功。

(二)单方验方及中成药

(1)吹耳方:麝香末,以葱管吹入耳内,后将葱管塞耳,适用于经气厥逆之耳聋。或用小蛇皮(头尾全者,煅灰成性)、冰片、麝香各 0.9 克,共研细,鹅管吹入耳内,适用于暴聋。

(2)黄芪丸:黄芪 30 克,白蒺藜 15 克,羌活 15 克,附子 10 克,羖羊肾 1 对。研为末,蜜丸如梧子大,每服 8 克,食前喂服,煨葱盐汤送。适用于肾虚耳聋。

(3)通耳再聆汤:石菖蒲 6 克,路路通 6 克,皂角刺 6 克,龟甲 10 克,龙齿 10 克,远志 5 克,水煎服。适用于听力下降不久的耳聋。

(三)针灸疗法

取翳风、耳门、听会、风池等穴,肾虚者,加三阴交、肾俞、太溪;脾虚者加关元、脾俞、三阴交,并可施灸。亦可日常以手指按压穴位。如有风邪外袭,可加针刺太阳、迎香、曲池、外关、听宫等;痰火郁结,可加针刺颊车、合谷、外关、丰隆、足三里等。瘀阻耳窍,可针刺耳门、听宫、翳风、中渚、合谷、三阴交、太冲等。根据不同疾病,加用治疗该病的穴位,并可单独灸悬钟。

四、历代医论

耳鸣当辨虚实。凡暴鸣而声大者多实,渐鸣而声细者多虚;少壮热盛者多实,中衰无火者多虚;饮酒味浓,素多痰火者多实,质清脉细,素多劳倦者多虚。且耳为肾窍,乃宗脉之所聚,若精气调和,肾气充足,则耳目聪明;若劳伤血气,精脱肾惫,必至聋聩。故人于中年之后,每多耳鸣,如风雨,如蝉鸣,如潮声者,是皆阴衰肾亏而然。(明代张景岳《景岳全书》)

阳气走上窍,而下入于阴位,则有溺泄腹鸣之候;阴气走下窍,而上入于阳位,则有窒塞耳鸣之候。故人当五十以外,肾气渐衰于下,每每从阳上逆,而肾之窍开于耳,耳之聪司于肾,肾主闭藏,不欲外泄。因肝木为子,疏泄母气而散于外,是以谋虑郁怒之火一动,阴气从之上逆,耳窍窒塞不清,故能听之近不碍,而听远不无少碍。高年之体,大率类然。(清代喻嘉言《寓意草》)

五、名家验案

翟文炳治陆母,年七十,头响耳鸣,顶疼目眩,面麻腮肿,齿苏唇燥,口苦舌强,咽肿气促,心惊胆怯,胸满痰滞,胁肿腰痛,足软膝疼,已二年矣。近一月来至不得眠,惟人扶而坐,稍稍敧卧即垂绝。翟诊视,知气挟肝火而然。先与抑青丸一服,即时熟睡,醒后诸症如失,仍服补中益气,调理而痊。(明代江瓘《名医类案》)

秦。老年胃气先虚,风木之气,易于内犯。木性怫郁,则化风化火,心嘈不寐,扰于中而为呕闷,窜于上而为耳鸣头胀,凡此皆肝风应有之变态。刻诊左脉弦硬而数,肝火未能静息,而舌苔带浊。中焦兼有痰阻,当以泄肝和胃为法。青盐半夏、茯苓、广陈皮(盐水炒)、江枳实、东白芍、姜川连、刺蒺藜、石决明、羚羊角、黑山栀(姜汁炒)、滁菊花、竹二青、党参、炒牡丹皮。又膏方:潞党参、生熟地黄(各)、粉归身、东白芍、刺蒺藜、石决明(盐水炒)、左牡蛎、牡丹皮(炒)、黑山栀、滁菊花(炒)、马料豆(制)、辰茯神、怀牛膝(炒炭)、净枣仁(川连煎汁拌炒黑)、煨天麻、西砂仁、广陈皮、制首乌,上药煎汁滤净,烊入阿胶、白蜜收膏。(清代柳宝诒《柳宝诒医案》)

(史晓 李欣 施丹)

老年消渴

老年消渴系老年人多饮、多食、多尿、身体消瘦或有尿浊、尿有甜味等特征的临床病证。由于人年四十以后,阴气自半,故本证以老年人较多,老年消渴患者,除具一般成人消渴表现外,尤以气阴两虚和肾虚症状明显。

消渴之名,始载于《黄帝内经》,并有"消瘅""肺消""消中"等名称记载,认为五脏虚弱、饮食过于肥甘、情志郁怒等因素是导致消渴发生的重要原因。《灵枢·五变》曰:"五藏皆柔弱者,善病消瘅。""怒则气上逆,胸中蓄积,血气逆留……转而为热,热则消肌肤,故为消瘅。"《素问·奇病论》:"此肥美之所发也,此人必数食甘美而多肥也。肥者令人内热,甘者令人中满,故其气上溢,转为消渴。"

消渴病又称三消,临床以口渴多饮,多食而消瘦,小便频数量多,或小便浑浊,或有甜味为特征。历代医家,在《黄帝内经》的基础上,对本病研究又有进展。《金匮要略》立消渴专篇,提出三消症状及治疗方药。《外台秘要·消渴中消》篇引《古今录验》:"消而饮水多,小便数。有脂,似麸片甜者,皆是消渴病也。"又说:"每发即小便至甜""焦枯消瘦。"《卫生宝鉴》:"夫消渴者……小便频数其色如浓油,上有浮膜,味甘甜如蜜。"对于消渴的临床特点已有进一步的认识。《诸病源候论·消渴候》曰:"其病变多发痈疽。"《圣济总录·消渴门》也指出:"消渴者……久不治,则经络壅涩,留于肌肉,变为痈疽。"《河间六书·宣明论方·消渴总论》:"消渴一证,故可变为雀目或内障。"《儒门事亲·河间三消论》:"夫消渴者,多变聋盲、疮癣之类""或蒸热虚汗,肺痿劳咳。"说明古代医家,对消渴的兼证,早已有比较深刻的认识。

后世医家在临床实践的基础上,根据本病的"三多"症状的孰轻孰重为主次,把本证分为上、中、下三消,如《证治准绳·消渴》:"渴而多饮为上消;消谷善饥为中消;渴而便数有膏为下消。"从而更好地指导临床辨证施治,但治疗上不宜绝对划分,因虽有三消之分,但其病机性质则一;均与肺、脾胃、肾密切相关。正如《圣济总录·消渴门》所说"原其本则一,推其标有三"即为此意。

一、病因病机

关于消渴,历代医家,或从阴阳,或从饮食情志,或从脏腑,或从劳欲所伤等辨之。临床上老年消渴以阴虚为本,燥热为标,老年人脏腑功能低下,病变的脏腑与肺、胃、肾等脏腑功能失调密切相关,并以肾为关键。三者互相影响,有所偏重。肺主治节,为水之上源,肺燥阴虚,津液失于滋布,则胃失濡养,肾失滋源;胃热偏盛,则可灼伤肺津,耗损肾阴;而肾阴不足,阴虚火旺,亦可上炎肺胃。最终导致肺燥、胃热、肾虚等证,多饮、多食、多尿等。本证迁延日久,阴损及阳,气阴两损或阴阳俱虚,而致肾阳亏虚。

二、中医辨证

老年消渴由于年龄、久病等因素,主要应当分辨病位、标本。本病根据其表现程度的轻重不同,而有上、中、下三消之分,及肺燥、胃热、肾虚之别。通常把以肺燥为主,多饮症状较突出者,称为上消;以胃热为主,多食症状较为突出者,称为中消;以肾虚为主,多尿症状较为突出者,称为下消。本病据病程长短及病情轻重的不同,而阴虚和燥热之表现各有侧重。一般初病多以燥热为主,病程较长者则阴虚与燥热互见,日久则以阴虚为主。进而由于阴损及阳,可见气阴两虚,并可导致阴阳俱虚之证。

1. 肺燥证(上消)

烦渴多饮,口干舌燥,尿频量多,舌边尖红,苔薄黄,脉洪数。可伴有阴虚燥热,纳差乏力,甚则津液亏虚,干痰等症。

2. 胃热证(中消)

多食易饥,口渴,尿多,形体消瘦,大便干燥,苔黄,脉滑实有力。可伴有饮食减少,精神不振,四肢乏力,便溏等症。

3. 肾虚证(下消)

尿频量多,混浊如脂膏,或尿甜,腰膝酸软,乏力,头晕耳鸣,口干唇燥,皮肤干燥、瘙痒,舌红苔,脉细数。可伴有五心烦热,盗汗,困倦,气短乏力,甚则面容憔悴,耳轮干枯,腰膝酸软,四肢欠温,畏寒肢冷等症。

4. 兼证

（1）兼肝肾精血不足：症见小便频数，混浊如脂膏，腰膝酸软，头晕目涩耳鸣，肾阴亏损，肝失濡养，肝肾精血不能上承于耳目，舌红苔黄，脉滑数。

（2）兼气阴两虚：症见易饥少食，精神不振，困倦，气短乏力，舌质淡红、苔白，脉弱。

（3）兼血瘀：症见舌质紫暗或有瘀点瘀斑，脉涩或结或代。

（4）兼阳虚畏寒：症见腰膝酸软，四肢欠温，畏寒肢冷，阳痿，舌苔淡白而干，脉沉细无力。

三、治疗方法

（一）常用方剂

1. 消渴方

【出处】《丹溪心法》。

【组成】黄连末、天花粉、人乳汁（或牛乳）、藕汁、生地汁、姜汁、蜂蜜。

【功效】清热润肺，生津止渴。

【主治】烦渴多饮，口干舌燥，尿频量多，舌边尖红，苔薄黄，脉洪数。

本方重用天花粉以生津清热，佐黄连清热降火，生地黄、藕汁等养阴增液，若口干舌燥甚，可酌加葛根、麦门冬以加强生津止渴的作用。若烦渴不止，小便频数，而脉数乏力者，为肺热津亏，气阴两伤，可选用玉泉丸或二冬汤。玉泉丸中，以人参、黄芪、茯苓益气，天花粉、葛根、麦门冬、乌梅、甘草等清热生津止渴。二冬汤中，重用人参益气生津，天门冬、麦门冬、天花粉、黄芩、知母清热生津止渴。二方同中有异，前者益气作用较强，而后者清热作用较强，可根据临床需要加以选用。

2. 玉女煎

【出处】《景岳全书》。

【组成】石膏、熟地黄、知母、麦门冬、牛膝。

【功效】清胃热，滋肾阴。

【主治】胃热炽盛之中消，症见多食易饥，口渴，尿多，形体消瘦，大便干燥，苔黄，脉滑实有力。

本方以生石膏、知母清肺胃之热,生地黄、麦门冬滋肺胃之阴,川牛膝活血化瘀,引热下行。大便秘结不行,可用增液承气汤润燥通腑、"增水行舟",待大便通后,再转上方治疗。本证亦可选用白虎加人参汤。方中以生石膏、知母清肺胃、除烦热,人参益气扶正,甘草、粳米益胃护津,共奏益气养胃、清热生津之效。

3. 七味白术散

【出处】《小儿药证直诀》。

【组成】人参、茯苓、炒白术、甘草、藿香叶、木香、葛根。

【功效】健脾益气,和胃生津。

【主治】口渴引饮,能食与便溏并见,或饮食减少,精神不振,四肢乏力,舌淡,苔白而于,脉弱者。

本方以人参,甘温益气,健脾养胃,为君药。白术苦温,健脾燥湿,加强益气助运之力,为臣药。茯苓甘淡,健脾渗湿,葛根升阳生津,藿香化湿止呕,木香调理中焦气机,诸药合用共同为佐,奏健脾祛湿理气之功。炙甘草甘温,益气和中,调和诸药,为使药。

4. 六味地黄丸

【出处】《小儿药证直诀》。

【组成】熟地黄、山茱萸、山药、泽泻、牡丹皮、茯苓。

【功效】滋阴补肾。

【主治】尿频量多,混浊如脂膏,或尿甜,腰膝酸软,乏力,头晕耳鸣,口干唇燥,皮肤干燥、瘙痒,舌红苔,脉细数。

六味地黄丸方中以熟地滋肾填精为主药;山茱萸固肾益精,山药滋补脾阴、固摄精微,该二药在治疗时用量可稍大;茯苓健脾渗湿,泽泻、牡丹皮清泄肝肾火热,共奏滋阴补肾,补而不腻之效。若阴虚火旺而烦躁,五心烦热,盗汗,失眠者,可加知母、黄柏滋阴泻火。尿量多而混浊者,加益智仁、桑螵蛸、五味子等益肾缩泉。气阴两虚而伴困倦,气短乏力,舌质淡红者,可加党参、黄芪、黄精补益正气。

5. 金匮肾气丸

【出处】《金匮要略》。

【组成】地黄、山药、山茱萸、茯苓、牡丹皮、泽泻、桂枝、制附子。

【功效】温阳滋阴,补肾固摄。

【主治】小便频数,混浊如膏,甚至饮一溲一,面容憔悴,耳轮干枯,腰膝酸软,四肢欠温,畏寒肢冷,阳痿,舌苔淡白而干,脉沉细无力。

方中以六味地黄丸滋阴补肾,并用附子、肉桂以温补肾阳。本方以温阳药和滋阴药并用,正如《景岳全书·新方八略》所说:"善补阳者,必于阴中求阳,则阳得阴助,而生化无穷;善补阴者,必于阳中求阴,则阴得阳长,而泉源不竭。"

若消渴而症见阳虚畏寒的患者,可酌加鹿茸粉0.5克,以启动元阳,助全身阳气之气化。本证见阴阳气血俱虚者,则可选用鹿茸丸以温肾滋阴,补益气血。上述两方均可酌加覆盆子、桑螵蛸、金樱子等以补肾固摄。

(二)单方验方及中成药

(1)玉米须、积雪草各30克,水煎代茶饮。

(2)生地、黄芪各30克,淮山药90克,水煎,每日1剂。

(3)猪胰1只,低温干燥,研成粉末制蜜丸,每次9克,日服2次,长期服用。

(三)针灸及外治疗法

1. 按摩疗法

内关穴、足三里穴、太冲穴、桥弓穴,每日每个穴位按摩3次,每次3~5分钟,一般在饭后30分钟,或者睡前30分钟按摩,30日1个疗程,共3个疗程。按摩时手法要求尽量柔和、均匀、有力、深透,切忌用力过大。

2. 耳压疗法

选取穴位如下:神门、内分泌、心、胃、肾、皮质下,镊子夹取磁疗贴贴附于所选穴位并按压,用示指和拇指以适当的指力每穴按压1~2分钟,以获得耳廓发热、发胀,放射感的"针感"。以磁珠按揉时应轻柔,以防皮肤破损感染;磁疗贴如有潮湿、脱落及时更换。

四、历代医论

凡人生放恣者众,盛壮之时,不自慎惜,快情纵欲,极意房中,渐至年长,肾气虚竭,百病滋生……凡平人夏月喜渴者,由心旺也。心旺便汗,则肾中虚

燥，故渴而小便少也。冬月不汗，故小便多而数也，此为平人之证也，名为消渴。（唐代孙思邈《千金要方》）

凡治消之法，最当先辨虚实。若察其脉证果为实火致耗津液者，但去其火则津液自生，而消渴自止。若由真水不足，则悉属阴虚，无论上中下，急宜治肾，必使阴气渐充，精血渐复，则病必自愈。若但知清火，则阴无以生，而日见消败，益以困矣。（明代张景岳《景岳全书》）

三消为火证，人尽知之。而古人治火之方，如人参白虎、竹叶石膏、门冬饮子，玉女煎、大补阴等法，多有不应者，其火固非实火，亦非寻常虚火可比。愚意谓肺肾真阴耗损，肝肾龙相之火浮越无制，以故寻常泻火清火之药，不能治其燔灼。多饮而不能润其烦渴，多食而不能充其肌肤者，固为邪火不杀谷，实由肺金治节无权，脾土虽转输运化，肺不能洒陈散精，以充灌六腑五脏，营卫失滋生之本，致愈食愈瘦；并不能通调水道，膀胱气化失其常度，小便如膏如油，致愈饮愈渴。（清代王旭高《王旭高医案》）

五、名家验案

吴茭山治一老人，年逾七十，素有痰火，过思郁结，因得消中之患。昼夜饮食无度，时时常进则可，若少顷缺食则不安。每服寒凉，俱罔效，人皆以老年患消中危之。吴诊其脉，左寸关弦，右寸关弦滑，尺浮大，府燥结。吴疑之，此大肠移热于胃，胃火内消，故善食而不发渴也。断曰：消中善食而饥，肉削消，脉虚无力者，不治；此痰火内消，肌色如故，依法治之可生也（妙断。能合色脉，可以万全，斯言诚然）。遂用白虎汤倍入石膏服之。胃火渐平，饮食渐减，次以坎离丸养血，四物汤调理二月而安。（明代江瓘《名医类案》）

陆养愚治两广制府陈公，年近古稀，而多宠婢，且嗜酒，忽患口渴，茶饮不辍，而喜热恶凉，小便极多，夜尤甚。大便秘结，必用蜜导，日数次，或一块，或两三块。下身软弱，食减肌削。所服不过生津润燥，清凉而已。脉之浮按数大而虚，沉按更无力。曰：症当温补，不当清凉。问消本热症，而用温补何也？曰：《经》谓脉至而从，按之不鼓，诸阳皆然。今脉数大无力，正所谓从而不鼓，无阳脉也。以症论之，口渴而喜热饮，便秘而溺偏多，皆无阳症也。曰：将用理中参附乎？曰：某所言，温补在下焦，而非上中二焦也。《经》曰阳者从阴而亟起也;又曰肾为生气之原。今恙由于肾水衰竭,绝其生化之原。阳不生则阴不长,津液无所蒸以出,故上渴而多饮,下燥而不润,前无以约束而频数,后无以转输而艰秘。食减肌削,皆下元不足之过也。曰:予未病时痿,是肾竭之应,既痿之后,虽欲竭而无从矣。彼虽不悦,而心折其言,遂委治之。乃以八味丸料,加益智仁,煎人参膏糊丸,每服五钱,白汤送下,日进三服。数日溺少,十日溺竟如常,大便尚燥,每日一次,不用蜜导矣。第口渴不减,食尚无味,以升麻一钱,人参、黄芪各三钱,煎汤送丸药,数服口渴顿止,食亦有味,又十日诸症全愈。(清代魏之琇《续名医类案》)

（刘毅　武前福）

参考文献

[1] 印会河,张伯讷.中医基础理论[M].上海:上海科学技术出版社,1984.

[2] 邓铁涛,郭振球.中医诊断学[M].上海:上海科学技术出版社,1984.

[3] 张伯臾,董建华,周仲瑛.中医内科学[M].上海:上海科学技术出版社,1985.

[4] 沈自尹,王文健.中医虚证辨证参考标准[J].中国中西医结合杂志,1986,6(10):598.

[5] 林水淼.现代中医药应用与研究大系 老年病科[M].上海:上海中医药大学出版社,1995.

[6] 雷载权,张廷模.中华临床中药学[M].北京:人民卫生出版社,1998.

[7] 周文泉,李祥国.实用中医老年病学[M].北京:人民卫生出版社,2000.

[8] 王永炎,严世芸.实用中医内科学[M].2版 上海:上海科学技术出版社,2009.

[9] 中华中医药学会中医诊断学分会.中医常见证诊断标准(上)[J].湖南中医药大学学报,
      2008,28(5):3-8.

[10] 中华中医药学会中医诊断学分会.中医常见证诊断标准(下)[J].湖南中医药大学学报,
      2008,28(6):3-10.

[11] 林水淼工作室.林水淼学术经验撷英[M].上海:上海中医药大学出版社,2010.

[12] 陈川,范忠泽.中医名方临床集验[M].上海:上海科学技术出版社,2016.

[13] 梁繁荣,王华.针灸学[M].北京:中国中医药出版社,2016.

[14] GB/T 16751.2-2021,中医临床诊疗术语 第2部分:证候[S].北京:中国标准出版
      社,2021.